总主编 卢传坚 陈 延

中医补土理论菁华临床阐发

耳鼻喉科

主　　编　李云英　陈文勇
副 主 编　夏纪严　彭桂原　朱任良
编　　委　（按姓氏汉语拼音排序）
　　　　　陈彩凤　陈俏妍　陈文勇　孔　喆
　　　　　李　华　李兰芳　李松键　李云英
　　　　　林文敏　罗秋兰　彭桂原　王　露
　　　　　夏纪严　向建文　朱任良
编写秘书　王　露

U0208666

科学出版社

北 京

内 容 简 介

本书是"中医补土理论菁华临床阐发"丛书之一。干祖望教授是中医现代耳鼻喉学科奠基人之一，他认为脾胃作为人体后天之本，在耳鼻喉科疾病的生理、病理、预防、调养方面占有十分重要的地位。本书是在干老弟子李云英教授带领下编写完成的，上篇悉数历代各大医家的补土思想，并以补土理论与中医耳鼻喉科疾病的生理、病理联系为基础，分析补土理论在耳鼻喉科的应用；下篇通过详细病案阐释补土思想在耳鼻喉科疾病中的临床应用，涉及耳鼻喉科常见病，如耳鸣耳聋、慢性鼻炎、鼻渊、喉痹、慢喉瘖等专科病。

本书适合中医临床医生、中医专业学生或具有一定专业知识背景的中医爱好者参考阅读。

图书在版编目（CIP）数据

耳鼻喉科/李云英，陈文勇主编. —北京：科学出版社，2023.6
（中医补土理论菁华临床阐发/卢传坚，陈延总主编）
ISBN 978-7-03-075643-5

Ⅰ. ①耳⋯　Ⅱ. ①李⋯　②陈⋯　Ⅲ. ①耳鼻咽喉病-中医治疗法
Ⅳ. ①R276.1

中国国家版本馆 CIP 数据核字（2023）第 097658 号

责任编辑：郭海燕　王立红 / 责任校对：郑金红
责任印制：徐晓晨 / 封面设计：蓝正设计

科 学 出 版 社 出版

北京东黄城根北街 16 号
邮政编码：100717
http://www.sciencep.com

北京虎彩文化传播有限公司 印刷

科学出版社发行　各地新华书店经销
*

2023 年 6 月第 一 版　开本：720×1000　B5
2023 年 6 月第一次印刷　印张：7 1/4
字数：146 000

定价：58.00 元
（如有印装质量问题，我社负责调换）

总　序

"传承精华，守正创新"是习近平总书记对中医药工作作出的重要指示，为中医药传承、创新、发展指明了方向，中医药事业的发展迎来了前所未有的机遇。值此之际，由广东省中医院岭南补土学术流派学术带头人卢传坚教授策划并担任总主编的"中医补土理论菁华临床阐发"丛书也即将出版面世。这套丛书集结了我院多个学科众多专家学者的力量，是近百名编委共同努力的心血结晶，也是这些年来我院大力发展中医学术流派研究的成果之一。

2013年，为了响应国家中医药管理局"大力建设学术流派"的号召，也为了进一步提升中医理论及临床诊疗水平，广东省中医院组建了"岭南补土流派工作室"。该工作室自建立以来，除了在理论及临床研究方面的不懈努力外，也着力于推动补土理论的学术交流，举行各种案例分享及学术探讨活动，有力推动补土学术理论在各学科的应用。经过这些年的发展，多个学科在补土理论的临床应用方面已经有所收获，凝练出了各自的专科特色。为了更好地总结和提炼这些理论精华，岭南补土流派工作室发起"中医补土理论菁华临床阐发"丛书写作计划，得到了各学科团队的热烈响应。在经过了将近两年的准备及反复修改核对后，这套总稿超百万字的丛书终于成稿。

翻开书稿，书中有编委们精心整理的理论、丰富的临床案例，突出了我院流派研究理论与实践相结合的特点；在书稿的架构上，由岭南补土流派工作室撰写的"中医补土理论菁华临床阐发"丛书有《补土菁华总论》一册，其他分册遍及多个临床学科，目前已交稿的包括《内分泌科》《耳鼻喉科》《肝病科》《肿瘤科》《乳腺科》《肾病科》《消化科》《皮肤科》《眼科》《呼吸科》共十个专科分册，组成了丛书专科系列。另有《异常子宫出血》《子宫内膜异位症》《湿疹》《克罗恩病》《肺癌》共五个专病分册，组成了丛书专病系列。虽然不同专科、疾病的具体治疗方案各有特色，但所应用的理论都源于补土，这正是中医"异病同治"的鲜明体现。

同时，多学科应用、突出优势病种也切合了学术流派的发展特点。纵观古代流派名家，虽各有所长，但基本不分科，只要灵活运用，在不同疾病的治疗中均能得心应手。因此，流派学术思想的应用，一方面，应该在多个领域中"遍地开花"，不断拓宽其应用范围，此为"横向发展"；另一方面，对于理论应用适用性强的病种还应重点发掘，优化其治疗方案，此为"纵向发展"。流派学术理论的应用既要使其有一定的普及性，更要突出其独特的治疗优势，使得流派理论的应用既能保持其特色,又能得到进一步的推广,这正是本套丛书的鲜明特点。

在这套丛书各分册的编委名单中,既有年龄与我相近的老专家作为学术顾问,同时也有不少年轻医生参与了本套丛书的编写,这充分体现了中医学术的传承以及老一辈专家对年轻一代的提携。我相信,编写的过程既是对老专家临床经验的总结提炼,也是后辈们深入学习的一次机会。书籍是中医传承过程中重要的思想载体,希望这套丛书不仅是一份标志性的成果,更是一个起点,能够吸引更多的中医人到中医流派理论学习中去,更好地发挥中医的治疗优势。

是以为序!

国医大师、广州中医药大学首席教授

2020 年 4 月于广州

前　言

　　补土理论是中医"补土派"的重要学术思想和理论，它源自《黄帝内经》，由金代李东垣系统成形，并通过张景岳、薛己、叶天士等医家逐步发展。《灵枢·五味》中有"五脏六腑皆禀气于胃"之谓，李东垣《脾胃论》亦言"元气之充足，皆由脾胃之气无所伤，而后能滋养元气""所谓清气、荣气、运气、卫气、春生之气，皆胃气之别称也"，胃气盛，则诸气皆旺，脏腑健旺。李东垣是补土派的中坚人物，他奠定了补土派的理论基石，强调脾土为万物之母，脾胃为生化之源。临证时强调"以脾为本"，注重顾护脾胃之气。

　　耳、鼻、喉虽然归经属脏各有不同，如耳为肾之窍、鼻为肺之外窍、喉为肺胃之系等，但这些器官均位于头面之巅顶，都是"清空之窍"。而五官九窍均通过经络与脾胃相连，关系密切。五官九窍通利与否和脾胃之强弱密切相关，脾胃元气损伤，则清阳之气下陷，浊气阴霾笼罩，官窍失于充养，于是耳鸣、耳聋、鼻塞、失嗅、咽干、失音等疾病因而发生，正如《脾胃论·脾胃虚实传变论》中所言："胃气一虚，耳、目、口、鼻，俱为之病。"因此脾胃失健在耳鼻喉疾病的病因病机中占有较大的比重，如脓耳、鼻渊、喉痹等疾病中重要的发病因素为脾虚失健，湿浊蕴结，湿热或痰浊内生，故补土理论可在临床中对耳鼻喉科疾病的治疗发挥重要作用。

　　后世医家通过探索，为补土理论在耳鼻喉科的应用做了很多补充，如近代医家张锡纯将李东垣"扶脾阳"的脾阳学说和叶天士"益胃阴"的胃阴学说相结合，创立了张锡纯补土学说。他认为脾胃损则诸脏可病，通过调补脾胃可治疗多种慢性虚损性疾病，如咳嗽、耳鸣耳聋等。现代医家干祖望教授是我国著名中医耳鼻喉科专家，是中医现代耳鼻喉学科奠基人之一。"法宗东垣，补土为本"是干祖望教授临证时的主要指导思想。干祖望认为，不论是肾之耳、肺之鼻、肺胃之喉，均有赖于脾胃所化生的气血来充养，故脾胃作为后天之本在耳鼻喉的生理、病理、预防调养方面都起着至关重要的作用。脾有制水、生金、统血、升清、温煦的作用。若脾的制水功能失常，则可能出现耳部的流脓现象，鼻窍则有可能浊涕不断或生息肉，或者导致咽部的水肿糜烂；若脾的生金功能失常，则可能造成鼻腔萎缩、喉干燥失音；若脾的统血功能失常，则可能造成鼻出血；若脾的升清功能失常，则耳胀、耳鸣、听力减退、眩晕、鼻窍不通、嗅觉减退等症状会随之出现；若脾的温煦功能失常，将会导致鼻流清涕、喷嚏频作。

干祖望教授认为，一切疾病的发生皆是正邪斗争造成的，正所谓"正气存内，邪不可干"，耳鼻喉科疾病也是如此。若脾胃健运，气血生化充足，则正气存内，抵御外邪；若脾胃虚弱，正气不足，则邪气就会乘虚而入。故干祖望教授在继承李东垣补土思想的同时，结合临床经验，对其有了更为深刻的认识，将健脾升清、培土生金、醒脾化痰、利湿化浊等一系列治则灵活运用到耳鼻喉科疾病的辨证治疗中。他在临床中常用补中益气汤、参苓白术散、益气聪明汤、归脾汤等健运脾胃、益气生血之方来治疗耳鼻喉科疾病，干祖望教授"七窍以脾为本""诸窍空清统于土"的临证思想不仅丰富了中医耳鼻喉科的理论基础，更启发后世在治疗耳鼻喉科疾病时必须要重视调补脾胃。

广东省名中医李云英教授，师从干祖望教授，在干祖望教授的悉心指导和熏陶下，用心学习，深得干祖望教授治疗耳鼻喉科疾病的真传。本书在李云英教授指导下完成，以补土理论与耳鼻喉生理、病理联系为基础，结合各著名医家及我科医生的临床经验和医案，分析补土理论在耳鼻喉科疾病的应用。本书涉及的耳鼻喉科常见病有耳鸣耳聋、慢性鼻炎、鼻渊、喉痹、慢喉瘖等，虽不能覆盖所有专科疾病，但均运用补土理论进行辨治，为中医理论在耳鼻喉科疾病的应用及研究做出了初步的探索，未来我们将继续探讨补土理论在临床的应用，以期为患者解除更多病痛。

广东省中医院耳鼻喉科主任

陈文勇

2020 年 6 月

目　　录

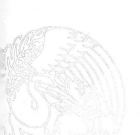

上篇　耳鼻喉科补土理论的历史源流

第一章　耳鼻喉科补土理论各时期发展特点与医家

第一节　明清之前的耳鼻喉科补土思想

补土思想奠基于《黄帝内经》，发展于东汉的张仲景，成熟鼎盛于金元时期的李东垣，他们的学术思想对中医耳鼻喉科学产生了深远的影响。

《黄帝内经》有关补土思想的论述，散见于多篇，虽不系统，但对补土理论的形成和发展起到了重要作用。后世有关脾胃生理、病理及其临床的各种学术观点，都可在《黄帝内经》中找到其本源。《素问·玉机真脏论》云：“脾为孤脏，中央土以灌四旁……今病则五脏不和，故九窍不通也。”《灵枢·口问》又云：“耳者，宗脉之所聚也，故胃中空则宗脉虚……故耳鸣。”“宗脉”即宗气之脉，宗气为水谷精微化生的营卫之气与吸入之清气和合而成，营卫之气又是后天之本的脾所化生，可见耳窍通利必有赖于脾胃清阳升发之功，因此耳的功能与脾密切相关。肺开窍于鼻，肺气是否充足又取决于脾胃运化功能是否正常，如《灵枢·动输》云：“胃为五脏六腑之海，其清气上注于肺。”脾为后天之本、气血生化之源，水谷精气输脾归肺，由肺宣发肃降至五脏六腑、四肢九窍，以濡养鼻窍，从而保持鼻窍通利、呼吸顺畅。《素问·至真要大论》中说“诸湿肿满，皆属于脾”，故鼻腔黏膜肿胀，浊涕量多之症状，其病因病机为脾失健运，聚湿成痰，痰湿犯鼻。《素问·经脉别论》曰：“饮入于胃，游溢精气，上输于脾，脾气散精，上归于肺，通调水道，下输膀胱，水精四布，五经并行。”指出了津液产生的源泉在脾胃，若脾虚土弱，精微难化，则津液无源，又脾虚散精无能，升清无权，津液不能上承咽喉，咽喉干燥由此而生。正如《素问·阴阳类论》所言之“喉咽干燥，病在土脾”，而《灵枢·营卫生会》亦曰“人受气于谷，谷入于胃，以传与脏，五脏六腑皆以受气”。因此，若脾虚生化乏源，可致少精缺液，肺金不足，燥火上熏咽喉。

张仲景（150 年生，219 年卒），名机，字仲景，汉族，东汉南阳郡涅阳县（今河南邓州市）人。东汉末年著名医学家，被后人尊称为医圣，南阳五圣之一，著有《伤寒杂病论》，创立了系统的理、法、方、药辨证施治体系，奠定了补土学说的临床证治基础。张仲景不仅提出了“四季脾王不受邪”理论，而且在六经论治中制定了一系列脾胃病的辨证纲要和治法方药，为脾胃理论的临床应用开辟了广阔的前景,为形成较为完善的中医耳鼻喉科学奠定了基础。《伤寒杂病论》以六经辨证为纲,对耳鼻喉科疾病的病因病机及理法方药进行了详尽的论述,同时在各经辨治中都非常重视调治脾胃,"养胃气,存津液"的重要学术思想始终贯穿着全书。如《金匮要略》中有对"眩晕"的论治:"心下有支饮,其人苦冒眩""卒呕吐,心下痞,膈间有水,眩悸者,小半夏加茯苓汤主之"。《伤寒论》第 67 条:"伤寒若吐若下后,心下逆满,气上冲胸,起则头眩……茯苓桂枝白术甘草汤主之。"从上述条文中可看出,仲景认为眩晕与痰饮密切相关,而痰饮的产生主要是由于脾胃运化水液和输布津液功能出现障碍,从而导致水湿内停,凝聚成痰,痰饮上泛,蒙蔽清窍,进而引起眩晕耳鸣,听力下降;痰饮停聚中焦,胃失和降,气机上逆,故见恶心呕吐。张仲景在方剂中多用茯苓、白术等健脾益气之药,提示治疗眩晕要注重健运脾胃,恢复其运化功能,才能从根源上祛除痰饮水湿,也为后世从"痰饮"论治耳眩晕提供了理论基础和治疗思路。另如《金匮要略·肺痿肺痈咳嗽上气病脉证治》曰:"火逆上气,咽喉不利,止逆下气者,麦门冬汤主之。"本方中运用大剂量麦冬养阴润肺,配合半夏降逆下气,余药皆为补益脾胃之品,全方以培土生金之法,通过补益脾胃之气,达到降逆下气利咽喉的功效,体现了仲景紧扣疾病根源,始终以脾胃为首要,重视调补脾胃的学术思想。

唐宋金元时期,补土学说得以全面发展,其中金元四大家之一的李东垣独树一帜,在《黄帝内经》藏象理论的基础上,以"土者生万物"为法,并总结张仲景、张元素、钱乙等前人的临床经验,创立了补土学说,著有《脾胃论》《兰室秘藏》《内外伤辨惑论》等经典,提出了"内伤脾胃,百病由生"的补土思想,成为补土学派的开山祖师。在李东垣的补土思想中,在生理上强调脾主升清的功能;在病因上则指出病多由"阳气不足"而起;在治疗上,着重于温补脾阳,升提脾气。总体而言其遣方用药均以顾护中土立论。

《脾胃论》中明确指出:"且饮食入胃,先行阳道,而阳气升浮也。浮者,阳气散满皮毛,升者,充塞头顶,则九窍通利也""九窍者,五脏主之,五脏皆得胃气乃能通利"。李东垣提出"脾胃虚则九窍不通"的学术思想,认为人之九窍与脾胃关系密切,如脾胃元气损伤,清阳之气下陷,浊气阴霾笼罩,则眼、耳、口、鼻等清窍均失于充养,于是导致了耳鸣、耳聋、鼻塞、失嗅、咽干、失音等病的发生,这对当今中医耳鼻喉科的临床实践和理论发展仍有重要的指导意义。

在辨治耳病方面,《脾胃论》提出:"耳鸣、耳聋、九窍不利,肠胃之所生也。此胃弱不能滋养手太阳小肠、手阳明大肠,故有此证。然亦只从胃弱而得之。"既往医家在治疗耳病方面多从肝肾亏虚论治,临床辨治亦常以补益肝肾为法,然若依东垣之说,肾虽然贵为先天之本,但仍要赖以脾胃运化的水谷精微不断充养才能充盛,若后天脾胃虚弱,则先天失于培补,髓海不足,耳窍失养,导致耳鸣、耳聋,由此可见脾胃在耳病的治疗中占据了相当重要的地位。这一点也体现在李东垣所创制之柴胡聪耳汤中,该方记载于《兰室秘藏》,方中运用人参、当归身、炙甘草、生姜补养脾胃气血以治本，使后天得补，先天得充，则清窍得养。从其组方原则可以看出，此方所治之耳鸣耳聋乃脾胃虚弱，气血精微不足，以及气虚血涩日久，清窍失养之症，提示临床耳窍之疾虽多责之于肾精亏虚，耳窍失养，但治疗却不可概用六味地黄丸之属填补肾精为主，常可考虑从补益后天脾胃的角度治之。

在辨治鼻病方面，人体的四肢九窍、五脏六腑均赖脾胃所运化的水谷精微以濡养，若脾胃失于健运，清阳不能上升而濡养清窍，则鼻窍失养，不荣则不通，故窍为之不利。《东垣试效方·鼻不闻香臭论》云："若因饥饱劳役损伤，脾胃生发之气既弱，则营运之气不能上升，邪害空窍，故不利而不闻香臭也。宜养胃气，使营运阳气、宗气上升鼻则通矣。"李东垣临床运用温卫汤、御寒汤、温卫补血汤三方治疗鼻塞、鼻不闻香臭，三方同用黄芪、人参、炙甘草等补益脾胃之品，兼以陈皮、苍术理气燥湿。

从以上论述可以看出，李东垣论治九窍病证以调理脾胃升降、补益脾胃元气为基本治则，正如《兰室秘藏》云："凡医者不理脾胃及养血安神，治标不治本，是不明正理也。"

巢元方，隋唐著名医家，生活于公元6~7世纪，曾任太医博士，后升为太医令，有丰富的临床实践经验和高深的医学理论造诣，其著作《诸病源候论》是我国医学史上第一部系统总结疾病病因、病理、证候的专著，分别论述了内、外、妇、儿、五官等各科疾病的病因病理和证候，并对隋以后医学的发展产生了深远影响，为历代医家所推崇。《诸病源候论》中云："咽喉者，脾胃之候。"从经络理论来看，足太阴脾经上膈，挟咽，连舌本，散舌下，足阳明胃经入上齿中，还出挟口，环唇；从脾胃生理功能来看，脾胃主受纳腐熟，将水谷精微通过脾胃气机升降布散至脏腑经络、四肢九窍及筋肉皮毛等组织，因此咽喉也需要通过脾胃的濡养才能发挥其正常生理功能。《诸病源候论》中又指出"喉咽者，脾胃之候，气所上下，脾胃有热，热气上冲，则喉咽肿痛"，巢元方认为脾胃有热，则会上犯咽喉，导致咽喉疼痛，提示咽喉疾病的发生与脾胃的病理变化关系密切，脾胃功能失常，水谷精微则无以化生，引发诸如咽痛、咽干、咽痒、咽部异物感等一系列症状，均因咽失濡养所致。

南宋医家严用和将前人理论学说与临床实践相结合，经过30余年的临床实践观察，积累了丰富的医疗经验，著成《严氏济生方》10卷，后又撰成《严氏济生续方》8卷，于后世有一定影响。严用和十分强调顾护脾胃之气，曾云"夫人受天地之中以生，莫不以胃为主。盖胃受水谷，脾主运化，生血生气，以充四体者也"。认为脾胃乃人体气血之源、水谷之海，谆谆告诫切不可损伤脾胃，伤则为病，临床用药也要注意"不坏脾胃"。《严氏济生方·咽喉门》云："夫咽者，言可以咽物也，又谓之嗌，气之疏通扼要之处，胃所系，地气之所主也。"足太阴脾经上膈，挟咽，连舌本，散舌下，经络互为络属，因此，咽喉功能是否正常与脾胃气机升降密切相关。

金元四大家中的其他三位医家朱震亨、张从正、刘完素虽以各自流派垂名后世，但同时也十分重视顾护脾胃，并在各自著作中都有相关阐述，为后世形成完善的补土学说奠定了基础。刘完素在《素问玄机原病式》中指出："胃为一身之本""土为万物之母，水为万物之元"，认为胃主受纳腐熟水谷、脾主吸收运化，将水谷精微布散至五脏六腑、四肢九窍、经络皮毛，在临证遣方用药上，多运用陈皮、干姜、人参、甘草、白术等益气健脾之药。张从正善用汗、吐、下三法以祛除病邪，但也重视脾胃。其在《儒门事亲》提出"脾胃二土，共管中州，脾好饮，脾亦恶湿"，又云："阳明者，胃脉也。胃为水谷之海，人之四季，以胃气为本，本固则精化，精化则髓充"。针对脾胃虚证，侧重食疗温补之法，多以淡粥补益脾胃。而另一名家朱震亨在《格致余论》中提到"内虚胃热则易饥而思食，脾弱难化则食已而再饱"，另指出，"既曰约，脾弱不能运也；脾弱则土亏矣，必脾气之散，脾血之耗也"。脾胃互为表里，具有受纳腐熟和运化输布的功能，朱震亨认为脾弱则土亏，脾胃虚弱则水谷精微无所化生，终会导致气血耗散。

第二节　明清时期耳鼻喉科补土思想

进入明清时期，明清医家继承发扬前人的学术理论，中医耳鼻喉科蓬勃发展，许多有影响力的耳鼻喉科专著相继问世，同时补土思想在张景岳、薛己、叶天士等医家的影响下进一步发展，尤以叶天士对阐发脾胃之阴的论治有卓越的贡献，使脾胃学说逐步发展成为一个完整的理论体系。

明代杰出医家张景岳（1563～1640 年），名介宾，字惠卿，古代中医温补学派的代表人物，著有《景岳全书》《类经》《类经图翼》等中医学经典著作。张景岳善辨八纲，擅长温补，治疗虚损颇为独到，这一特色在其医学著述和医疗实践中得到了充分反映。他所创立的阴阳学说、命门学说对丰富和发展中医基础理论有着积极的作用和影响。张景岳善于继承，勇于创新，尤为重视脾胃在临证用药和治未病方面的重要作用，并形成了独特的脾胃养生学术观点。景岳以"五脏互藏，土为核心"作为理论基础，提出"脾胃为养生之本"的养生观点。《景岳全书》提到："此脾胃之气所关于人生者不小……正以人之胃气即土气也，万物无土皆不可"，认为脾胃为人体之本源，人体需赖以脾胃所生之气血充养才能发挥正常生理功能。另又提出人的寿命长短、身体素质的好坏既取决于先天禀赋，也取决于后天水谷精微的养育，正如张景岳在《景岳全书·先天后天论》中所说："则先天之强者不可恃，恃则并失其强矣；后天之弱者当知慎，慎则人能胜天矣""后天培养者，寿者更寿；后天斫削者，夭者更夭"，因此张景岳提出养生要以脾胃为本，并主张调养脾胃需注意饮食适宜、饥饱有度，同时还要适当运动、调畅情志等，以达到顾护脾胃、延年益寿的养生目的。张景岳不仅善于总结历代实践经验，还能灵活运用，推陈出新，在治疗耳鼻喉科疾病方面提出了许多独到的见解。如关于鼻息肉的病因病机，既往大多数医家认为是肺经伤于风寒，而张景岳则提出："鼻齆息肉阻塞清道，虽鼻为肺窍，而其壅塞为患者，乃经络肌肉之病，此实阳明热滞留结而然。"可以看出张景岳不拘泥于前人之说，而是将鼻窍与脾胃相联系，认为鼻息肉与阳明胃热滞留相关。又如既往多认为鼻渊乃由邪热引起，临床上多属热证，但张景岳却认为"凡鼻渊脑漏，虽为热证，然流渗既久者，即火邪已去……故新病者多由于热，久病者未必尽为热证，此当审察治之。若执用寒凉，未免别生他病，其有漏泄既多，伤其髓海则气虚于上，多见头脑隐痛及眩晕不宁等证。此非补阳不可，宜十全大补汤、补中益气汤之类主之"，在遣方用药中多用人参、当归等补益气血之品，充分体现了景岳温补脾胃的用药特点。张景岳以虚实辨证、重视脾胃，在运用补土理论治疗耳鼻喉科疾病方面给后世带来了深刻影响，也为推动当今中医耳鼻喉科学的发展做出了卓越贡献。

明代薛己（1486～1558 年），字新甫，号立斋，精研医术，兼通内、外、妇、儿各科，编撰了我国最早的一部耳鼻喉科方面的专著——《口齿类要》，另著有《外科枢要》《内科摘要》《女科撮要》《疠疡机要》《正体类要》等医学经典。薛己的学术思想源于《黄帝内经》，在李东垣补土学说的基础上进一步发展，他十分重视脾胃在机体生理、病理中的重要作用，认为脾胃为人体气血之本，提出"治病必求于本"，人之胃气受伤，"则虚证蜂起""不能治其虚，安问其余"的学术观点。《内科摘要》云："脾胃气实，则肺得其所养，肺气既盛，水自生焉，水升则火降，水火既济而合天地交泰之令矣，脾胃既虚，四脏俱无生气。"薛己从脾胃虚损立论，治疗上以温补脾胃为主，擅长运用四君子汤、补中益气汤、香砂六君子汤等补益脾胃方剂，以及干姜、附子、白术等温补中焦之药。薛己将补益脾胃作为治疗内、外、妇、儿等不同学科疾病的指导思想，不仅体现了补土学说应用的广泛性，也启发后世医者对于补土理论的深入研究和全面实践。

明代医家王肯堂（1549～1613 年），字宇泰，号损庵，自号念西居士，他广泛收集历代医药文献，结合临床经验，著成《证治准绳》44 卷、《医论》4 卷、《医辨》4 卷、《胤产全书》1 卷、《医镜》等，其中《证治准绳》为一部集明以前医学大成的名著，书中对各种疾病的证候和治法叙述"博而不杂，详而又要"，为历来医家所推崇。重视脾胃、权衡气机升降是王氏的学术思想特点，他认为"人之脏腑，以脾胃为主，盖饮食皆入于胃而运以脾，犹地之土也"，治疗上实行"今以其药兼升降而用之者，盖欲升之必先降之而后得以升也，欲降之必先升之而后得以降也"。他在《证治准绳》中说："若因饥饱劳役，损脾胃，生发之气既弱，其营运之气不能上升，邪塞孔窍，故鼻不利，而不闻香臭也。"鼻属头面之清窍，是清阳交会之处，若脾阳虚弱，清阳不升，浊气上蒸，痰浊壅塞，将导致鼻窍失养，引起鼻塞不通、嗅觉减退。王氏采用燥湿醒脾法治之，既要燥湿化痰，又要健运脾胃、升举清阳，以达到调畅脾胃气机，进而通鼻之清窍的目的。

明代虞抟（天民）于正德十年（1515 年）撰写《医学正传》，又名《医学正宗》，是一本综合性医书，系作者摘取《黄帝内经》《脉经》之精要，汲取历代医家之经验效方，参以己见，旁通己意而成。全书包括伤寒、温病、内、外、妇、儿、口齿等各科内容，收载近百种病证、千余条方，对每一病证均设有"论法""脉法""方法"，其学以朱震亨为宗，而参以张仲景、孙思邈、李东垣诸家之说，并结合虞抟临床经验及学术观点，对经典著作及许多前人学术理论进行分析评述，是一部具有实用价值的中医古籍。他在《医学正传·鼻病》中说："面为阳中之阳，鼻居面之中，一身之血运到面鼻，皆为至清至精之血。"面部是清阳交汇之处，鼻处于面部正中，依赖于脾胃所化生的气血濡养，一旦脾胃功能失于健运，则鼻的正常生理功能会受到影响，出现鼻塞、鼻干、嗅觉减退等症状。

叶桂（1667～1746 年），字天士，号香岩，别号南阳先生，清代著名医学家，四大温病学家之一，其主要著作有《温热论》《临证指南医案》《未刻本叶氏医案》等。他首先提出"温邪上受，首先犯肺，逆传心包"的论点，概括了温病的发展和传变的途径，并成为认识外感温病的纲要。同时，他补充了李东垣《脾胃论》详于脾而略于胃的不足，提出"胃为阳明之土，非阴柔不肯协和"，强调了养胃阴之法。纵观《临证指南医案》中对内伤杂病的辨治，可以看出叶天士对李东垣的《脾胃论》十分推崇，提出"脾胃为病，最详东垣""内伤必取法乎东垣"之说，并根据自己丰富的临床经验，创立了胃阴辨证论治理论，由此进一步提出了脾胃分治、胃分阴阳的观点，从而极大地完善和丰富了补土学说。叶天士从阴阳消长、气机升降、燥湿刚柔之不同的角度来论治脾胃，如《临证指南医案》曰："脾宜升则健，胃宜降则和，盖太阴之土，得阳始运，阳明阳土，得阴自安。以脾喜刚燥，胃喜柔润。仲景急下存津，治在胃也。东垣大升阳气，治在脾也"，大致分为温阳健脾、滋养胃阴、升阳益气等治法，体现了叶天士对脾阳、脾阴、胃阳、胃阴分别论治的核心思想。同时叶天士也十分强调脾胃气机的升降对论治疾病的重要影响，他认为"脾宜升则健，胃宜降则和"，在治疗方面主张"脾胃为病……当升降法中求之""疏脾降胃，令其升降为要""腑病以通为补"，临床常用陈皮、厚朴、枳实、半夏、神曲等理气健脾、降气和胃之品。脾胃之气是人体气机升降之枢纽，若脾胃气机升降失常，则会引起腹胀不适、恶心呕吐、耳鸣眩晕等一系列症状，叶氏通过调畅脾胃气机以论治内外杂病，兼顾了脏腑的生理和病理特点，做到法证统一，消补兼施，从而提高临床疗效。叶天士时刻不忘顾护脾胃，其从脾胃入手论治疑难疾病的临证特点丰富和拓展了补土学说，也为后世医家诊治疾病提供了新的治疗思路和方向。耳鼻喉科常见疾病中，慢性咽炎与脾胃病机关系最大，现代医学认为，部分慢性咽炎患者存在咽喉食管反流病因学说，脾胃功能失调导致的胃气不能下降，脾气不能升清，均可导致咽喉不适感。运用叶天士对脾胃气机的深刻认识，通过调畅脾胃气机论治咽喉疾病可取得较好的临床疗效。

清代医家郑梅涧（1727～1787 年），名宏纲，字纪原，精于喉科。他将多年临床经验和学术思想整理撰成《重楼玉钥》2 卷，上卷为咽喉病总论，述及 36 种喉风的名称、症状、治法和方药，尤以治疗白喉和创立养阴清肺汤著称，对后世影响颇深；下卷详细论述喉科的针灸疗法，包括针刺手法、喉病禁忌等内容。另著有《捷余医语》《痘疹正传》《灵药秘方》等著作，促进了中医喉科学的学术发展，为历代医家所重视。郑梅涧以《黄帝内经》理论作为学术起源，以五脏理论为基础，详细阐述了咽喉的生理解剖，对咽和喉分别进行论述，他在《重楼玉钥》中提出"咽者，咽也。主通利水谷，为胃之系，乃胃气之通道也""咽主地气属脾土""喉者，空虚。主气息出入呼吸，为肺之系，乃肺气之通道也""夫咽喉者，生于肺胃之上"；《重楼玉钥·咽喉说》又云"喉咙与咽并行，其实两异""喉咙以下言六脏为手足之阴，咽门以下言六腑为手足之阳"，既强调了咽喉与肺胃的对应关系，同时又明确了咽与喉解剖结构的不同。在揭示咽喉病病因方面，郑梅涧认为其不外乎内外两种因素，《重楼玉钥·喉科总论》中指出外因是"一有风邪热毒蕴积于内，传在经络，结于三焦，气凝血滞，不得舒畅，故令咽喉诸症种种而发"，内在因素则为"喉主天气属肺金，其变动为燥，燥则塞而闭，咽主地气属脾土，其变动为湿，湿则肿而胀"。咽喉疾病与肺胃关系密切，风热、热毒外袭，肺宣发肃降失常，则声音不出，脾胃虚弱，湿浊内阻，则咽部肿胀。以上均展示了郑梅涧在论治咽喉疾病时，深谙咽喉的生理病理特点，找出内在规律，再将病、证进行有机结合，充分体现了郑梅涧灵活论治疾病的创新思路。

吴仪洛（1704～1766 年），字遵程，清代医家及藏书家，撰有多部医书，现存《成方切用》《本草从新》《伤寒分经》三部。其中吴仪洛所编著的一部医学著作《成方切用》，以《黄帝内经》组方理论为基础，集仲景等医学大家的遣方思想，收录经验效用方 1300 余首，并运用阴阳、五行、脏腑、气血等中医特色学术理论来详细阐述方义及具体加减之法。吴仪洛认为脾胃主受纳运化，为气血生化之源，耳为人体头面部之清窍，若脾胃虚弱，清阳不升，清窍失养，则会出现耳鸣耳聋时作，故脾胃在五官疾病的论治中具有重要地位。正如其在《成方切用》中注解益气聪明汤时所说"耳聋耳鸣，五脏皆禀气于脾胃，以达于九窍，烦劳伤中，使冲和之气不能上升，故目昏而耳聋也"。

李中梓（1588～1655 年），字士材，号念莪，明末清初医家，一生潜心研究中医理论基础，集取众家之长，著成《内经知要》《医宗必读》《药性解》《伤寒括要》《本草通玄》《诊家正眼》《李中梓医案》等中医经典。李中梓坚持治病求本，包括先天之本与后天之本两个方面，先天之本在肾，后天之本在脾胃，故李中梓在脏腑辨证方面特别重视脾和肾，他在《医宗必读》中专以"肾为先天之本，脾为后天之本"为核心，分别从脾肾的生理功能、病因病机、治法方药等方面进行论述，对后世医家产生了深刻影响。

在诊断疾病方面，李中梓通过密切观察肾和脾胃脉象的变化来掌握疾病的发展趋势，正与李中梓提出的"四时百病，胃气为本"理论不谋而合。又在《医宗必读》的脉诊篇中提出"冲阳者，胃脉也……冲阳脉不衰，胃气犹在，病虽危，尚可生也""太溪者，肾脉也……太溪不衰，肾犹未绝，病虽危，尚可生也"，并强调"伤寒必诊太溪，以察肾气之盛衰；必诊冲阳，以察胃气之有无。两脉既在，他脉可弗问也"。从诊断疾病方面体现出肾为先天之本，脾为后天之本的重要临床意义。在治疗疾病方面，李中梓以"肾为先天本论""脾为后天本论"为治疗依据，主张"治后天根本，则有饮食劳倦之分。饮食伤者，枳术丸主之；劳倦伤者，补中益气主之"。临床使用枳术丸理气和胃、消食导滞，治疗饮食积滞引起的脾胃实证。另外，针对劳倦内伤引起的脾胃虚证，则多用补中益气汤健脾护胃、益气养血。在病后调理身体方面，李中梓在《医宗必读》中指出："独举脾、肾者，水为万物之元，土为万物之母，二脏安和，一身皆治，百疾不生。"再次强调了脾肾为先后天之本的重要性。

综上所述，李中梓十分重视先后二天的调理，将"肾为先天本论""脾为后天本论"的学术观点作为临床指导，通过大量的临床实践，在辨证论治的基础上，常使用补中益气汤、附子理中汤、六味地黄丸、金匮肾气丸等补益脾肾之方，以固先后天之本，使正气充沛、疾病自愈。李中梓的经典学术思想得到广泛流传，时至今日仍对后世医家的理论研究与临床实践有指导意义。耳鼻喉科常见的变应性鼻炎，现代医学认为是与患者过敏体质、后天环境密切相关的疾病，临床较难治愈，主要以控制病情稳定为治疗目的。从李中梓先后二天之本学术分析，针对变应性鼻炎患者的治疗，多数可从先天之本肾气不足、后天之本脾胃虚弱角度辨证给药，临床上往往可达奇效。

第三节　近现代耳鼻喉科医家补土思想

补土学说经历了《黄帝内经》时期的萌芽，《伤寒论》时期的发展，李东垣《脾胃论》时期的高度完善，再到明清叶天士胃阴学说的创立为这一学说带来又一高峰，使脾胃藏象在阴阳、气血、升降、温燥、刚柔方面的内容更趋完善，从而给后世治疗相关疾病开辟了更宽广的道路。进入近现代时期，随着后世医家对补土学说的不断实践和创新总结，使补土学说从理论成果逐步向临床诊疗方向发展，顾护脾胃的思想逐渐为耳鼻喉科医家所重视，这无疑对补土学说在治疗耳鼻喉科疾病方面的深入发展、科学研究和相关专业人才的培养起到十分重要的作用。

张锡纯（1860～1933 年），字寿甫，祖籍山东诸城，河北省盐山县人，中西医汇通学派的代表人物之一，近现代中国中医学界的医学泰斗。1916 年，他在沈阳创办立达中医院；1928 年定居天津，创办国医函授学校。由于他有高明的医术和特殊的地位，医名显赫。代表著作《医学衷中参西录》是其一生行医实践经验和治学心得的汇集，书中从诊断、辨证论治、遣方用药到方剂详解、按语，论述清晰易懂、详略得当，整本书体现了沟通融会中西医的学术思想。张锡纯勇于创新，不拘泥于古，反对纸上谈兵，提倡通过实际应用去验证临床疗效，尽一切可能通过切身体会去寻求知识。

张锡纯十分注重后天脾胃，在其著作《医学衷中参西录》中首篇即引用《易经》中的"至哉坤元，万物资生"的观点，来阐明脾胃属后天之本，能够资生一身之本，"脾胃健壮，多能消化饮食，则全身自然健壮"。同时张锡纯又把李东垣"扶脾阳"的脾阳学说和叶天士"益胃阴"的胃阴学说两者相结合，创立了张锡纯独有的学术理论。

张锡纯认为，"脾为太阴，乃三阴之长，故治阴虚者，当以滋脾阴为主，脾阴足，自能灌溉诸脏腑也"，提出治脾胃宜用淡养之法。在用药方面，张锡纯又曰："阴虚之甚者，其周身血脉津液皆就枯涸。必用汁浆最多之药，滋脏腑之阴，即以溉周身之液。"山药所含浆汁最多，且能健脾益胃，故张锡纯治疗脏腑阴液亏耗之证时，十分推崇使用山药来滋养脾阴，认为"山药之性，能滋阴又能利湿，能润滑又能收涩"，如治虚劳咳嗽的薯蓣饮、滋培汤等，都体现了张锡纯在遣方用药上重视调养脾胃、滋养脾阴的临床思想。张锡纯创立了以滋阴为主治疗咽痛的方剂敛阴泻肝汤，其药物组成有生杭芍、天花粉、射干、浙贝母、酸石榴。张锡纯用生杭芍、天花粉凉润之药以复津液；用射干、浙贝母宣通之药以利其咽；少量的酸石榴以止其汗，以达到汗止阴复咽痛消的目的。同样，对《伤寒论》中"甘草汤""桔梗汤"治疗咽痛的病机分析，更体现其独家思想。他认为用甘草汤既能润肺利咽，又能缓心火上炎，则下焦之燥可消也，用桔梗汤取其能升提肾中之真阴，俾阴阳之气互相接续，则上焦之阳自不浮越以铄肺熏咽也。

脾胃乃人体气血生化之源，属后天之本，张锡纯认为脾胃病则诸脏可病，故通过调补脾胃来治疗多种慢性虚损性疾病，如咳嗽、耳聋耳鸣、泄泻等。张锡纯提出："因其证候（诸脏腑病）错综复杂，气血阴阳皆损，单纯补气、补血、补阴、补阳等法难以取效，唯有从治后天之本，调补脾胃入手，方能见效。"另外，张锡纯对调补脾胃在具体用药上有显著的特点：对阴血亏虚者，重用山药，少用或不用白术；对脾气虚陷者，重用黄芪与白术；对气血两虚者，常以党参、山药、当归合用，此外，他强调："后天资生纳谷为宝"，养血调经当使之多进水谷，故其补脾每佐用三棱、莪术、鸡内金等流通之品，借以开胃进食。

在张锡纯创制的 100 余首方剂中，包括一味薯蓣饮、珠玉二宝粥、三宝粥、水晶桃等多种食疗方，可以看出张锡纯十分强调饮食疗法，临床通过食疗来达到顾护胃气的目的，也体现了张锡纯治病不忘时时调补脾胃的学术特点。

干祖望教授是我国著名中医耳鼻喉科专家，中医现代耳鼻喉学科奠基人之一，南京中医药大学教授。干祖望临床治学经验十分丰富，从事临床 60 多年，执教

40 多年，医疗专业写作 50 多年，一直拼搏于临床、教学、写作第一线上。出版《干祖望耳鼻喉科医案选粹》《中医耳鼻喉科学》《孙思邈评传》等多本专著，研制有效方多首，被收入《名医名方录》。干祖望教授对中医耳鼻喉科的建设和发展，尤其是在完善中医理论、人才培养等方面做了大量工作。干祖望擅治耳鼻喉科、口腔科等疑难杂病，他首先创立中医耳鼻喉科"中介"学说，脱"三因"窠臼，倡"四诊"为"五诊"，调整"八纲"为"十纲"，发现了"喉源性咳嗽"和"多涕症"两个新病种，在中医耳鼻喉科理论与临床方面做出了巨大贡献。

"法宗东垣，补土为本"是干祖望教授临证时的主要指导思想。干祖望认为，耳鼻喉诸窍归经属脏虽各有不同，如肾开窍于耳、肺开窍于鼻等，但都位于人体的头面部，属于"清阳之窍"，耳鼻咽喉在其生理活动中所需要的精气，不论是耳之肾、鼻之肺、喉之肺，都依赖于脾胃所化生的气血来充养，故脾胃作为人的后天之本在耳鼻咽喉的生理、病理、预防调养方面都起着十分重要的作用。脾的作用大致为制水、生金、统血、升清、温煦。若制水的功能失常，则耳部会流脓不止，鼻窍会浊涕不断或生息肉，咽部会水肿糜烂；若生金的功能失常，则鼻腔出现萎缩，咽喉干燥失音；若统血功能失常，则会鼻出血；若升清功能失常，则会出现耳胀、耳鸣、听力减退、鼻窍不通、嗅觉减退；若温煦功能失常，则会出现鼻流清涕、喷嚏频作。

干老认为，一切疾病的发生皆由正邪斗争所引起，正所谓"正气存内，邪不可干"，耳鼻喉科疾病也是如此。若脾胃健运，气血生化充足，则正气存内，抵御外邪，若脾胃虚弱，正气不足，则邪气就会乘虚而入。故干老在继承李东垣补土思想的基础上，结合临床经验进行创新，将健脾升清、培土生金、醒脾化痰、利湿化浊等一系列治则灵活运用到耳鼻喉科疾病的辨证治疗中，临床常用补中益气汤、参苓白术散、益气聪明汤、归脾汤等健运脾胃、益气生血之方，突出干老"七窍以脾为本""诸窍空清统于土"的临证思想，这一特色学术思想不仅坚实了中医耳鼻喉科的理论基础，更启发后世在治疗耳鼻喉科疾病时必须要重视调补脾胃。

现代著名中医耳鼻喉科专家熊大经教授在临床治疗慢性鼻窦炎时认为"鼻渊"的病机不仅由邪盛引起，也存在正虚的一面，脾虚不能运化水湿，痰浊停滞阻塞于鼻窍，故表现为鼻塞、浊涕不止、嗅觉减退，故在临床用药时常加用黄芪以健脾升阳、益气扶正、托毒排脓。

（彭桂原）

第二章　补土理论与耳鼻喉科理论

第一节　补土理论与耳鼻喉科生理

《黄帝内经》曰："五脏六腑皆禀气于胃"，以"胃气为本"。李东垣《脾胃论》曰："元气之充足，皆由脾胃之气无所伤，而后能滋养元气。"耳、鼻、咽喉位于头面部，虽然主司不同，但其生理功能的正常均有赖于脾胃的生化之源濡养。

一、耳生理

耳位于头面的两侧，是清阳之气上通之窍，属"清窍"之一，以通为用。脾胃为后天之本，是气血生化之源，其输布的水谷精微上达以濡养耳窍。脾胃还是升清降浊之枢，主升运气血及清阳之气。且阳明胃脉循经耳前，故脾胃气血清气可依经上注于耳，耳得脾胃升运气血及清阳之气的濡养始能保持其清灵之性，以发挥其两大功能，一是司听觉，二是主平衡的生理功能。故脾胃强健，升运协调，气血充足，清升浊降，耳得濡养，则耳听觉聪敏；耳的平衡，辨方位，准确有度，使人步履稳健，行走自如。

二、鼻生理

鼻为清窍，乃清阳游行交会之所，血脉多聚之处。《素问·阴阳应象大论》曰："六经为川，肠胃为海，九窍为水注之气。"说明九窍精气生化之来源为肠胃水谷精气，通过经络传输。故脾气健，气血充沛，清阳升发，则鼻窍得养而窍道自利，嗅觉灵敏。

（一）鼻助肺司呼吸

鼻为呼吸道的起始部，是气体出入之门户。《灵枢·口问》曰："口鼻者，气之门户也。"《素问·阴阳应象大论》曰："肺在窍为鼻。"鼻为肺之外窍，肺主呼吸，鼻窍通气功能是否正常直接影响肺的呼吸质量，而肺的功能是否正常又直接影响及鼻。

（二）鼻为嗅觉之外窍

《灵枢·脉度》曰："肺气通于鼻，肺和则鼻能知臭香矣。"《难经·四十难》曰："心主臭，故令鼻知香臭。"说明鼻司嗅觉的功能与肺和心的关系最为密切。此外，亦与脾胃有一定关系。如《灵枢·邪气脏腑病形》曰："十二经脉，三百六十五络，其血气皆上于面而走空窍……其宗气上出于鼻而为嗅。"《证治准绳·杂病·七窍门下》曰："夫阳气、宗气者，皆胃中生发之气也……损脾胃，生发之气既弱，其营运之气不能上升，邪塞孔窍，故鼻不利，而不闻香臭也。宜养胃气、实营气，阳气、宗气上升，鼻管则通矣。"宗气是以肺从自然界吸入的清气和脾胃从食物中运化而生成的水谷精气相互结合而成。包括鼻窍在内的九窍正常功能的发挥，皆有赖于胃中水谷精气的滋养。

（三）司清化而御外邪

《素问·刺法论》曰："帝曰：余闻五疫之至，皆相染易……气出于脑，即不邪干。"鼻为肺之窍，外通天气，乃气体出入之门户，故鼻为人体防御外邪侵袭的藩篱。

（四）鼻为气道而助发音

《素问·六节藏象论》曰："五气入鼻，藏于心肺，上使五色修明，音色能彰。"自然界之清气从鼻而入于脾胃，与水谷之精气合为宗气，语音发声的强弱与宗气的盛衰相关。若鼻的吸气、排气功能异常，会导致宗气生成不足，发声无力。

三、咽喉生理

咽喉分为咽部及喉部两部分，上连口腔，下通肺胃，是呼吸和饮食吞咽之通道。喉在前，上通口鼻，下接于肺，属肺之系；咽在后，上通口腔，下接食管，直贯胃腑，属胃之系。由此可见，咽喉和脾胃在解剖上有直接的联系。咽的主要生理功能为呼吸、吞咽、共鸣、调节中耳气压、防御外邪等；喉具有行呼吸，助发声的功能，咽喉与脾胃在生理上也有十分密切的关系。脾主升清，输布精微，濡养咽喉，则清道自利，功能健旺；咽喉功能健旺，呼吸调畅，言语正常，声音洪亮，饮食正常，脾胃才能推陈出新，生化不息，发挥其正常生理功能。

（一）咽司吞咽

咽为饮食水谷输入之道，《灵枢·胀论》曰："咽喉小肠者，传送也。"《太平圣惠方》曰："咽者咽也，空可咽物，又谓之嗌，主通利水谷，胃气之道路，故为胃之系。"胃主受纳水谷，脾主运化，脾胃健，才能升降出入，保证咽的吞咽功能正常。现代医学认为，咽前通口腔，下接食管，通于胃腑。饮食经口腔的摄入、咀嚼，送入咽部，再经咽的吞咽作用，才能输入食管到达胃腑。因此，生理上咽司吞咽的功能与脾胃功能有直接的关系。

（二）喉司开阖

喉为气息出入之道，《太平圣惠方》曰："喉咙者，空虚也，言其中空虚，可以通于气息，呼吸出入，主肺气之流通，故为肺之系。"《医贯·内经十二官》曰："喉系坚空，连接肺本，为气息之路。"喉上通口鼻，下通于肺。呼吸时，声门与会厌打开，便于气息出入，完成肺司呼吸的功能；而进食时，会厌闭合，遮盖喉咙上口，防止食物误入喉咙或气管，起到保护作用。

（三）喉主发音

喉咙内有声带，是发音的主要器官，声音的频率及音色与声带形态结构相关。《灵枢·忧恚无言》曰："会厌者，音声之户也；口唇者，音声之扇也；舌者，音声之机也；悬雍垂者，音声之关也。"发音及言语的形成，是各发音器官及多结构协同作用的结果。

（四）咽喉为抗御外邪之关隘

叶天士说："温邪上受，首先犯肺。"指六淫之邪循口鼻而入，往往首先犯于咽喉，咽喉为肺胃之所系，而喉关是抗御外邪的藩篱。如异物入口进咽喉，在咽喉会厌处受阻，缩咽肌收缩，可将异物排出口腔。

第二节　补土理论与耳鼻喉科病理

一、耳与脾胃的病理关系

若脾胃虚弱，一则生化不足，气血亏乏，耳失濡养出现耳失聪敏，又出现久鸣、久聋；二则脾运失职，水湿内停，湿淫耳窍，或湿聚生痰，痰湿上泛，结聚蒙蔽耳窍，出现眩晕；三则升降失常，清阳不升，邪滞空窍，耳失清灵，发为耳胀、耳内积液、耳闷、耳膜浑浊，或耳脓白黏，久流不止；倘若脾胃生湿蕴热，或火热内生，致使湿热互结，火热循经上蒸耳窍，则耳部红肿疼痛，溃烂生疮溢脓等症生矣。

二、鼻与脾胃的病理关系

脾胃积热，热邪循经上蒸鼻腔窦窍，腐灼肌膜，可见鼻塞，头痛，流黄涕、量多，发为鼻渊；脾气虚弱，气不摄血，血溢脉外，则血淡红、量不多，由鼻腔渗出，鼻衄是也；脾气虚弱，鼻腔未得脾的清气的濡养，阳不守阴，发为鼻鼽，症见流清涕，鼻塞，喷嚏狂作；脾气虚弱，气化不利，水湿上犯鼻窍，鼻涕渗渗而出，亦发为鼻渊。

三、咽喉与脾胃的病理关系

脾胃为仓廪之官，脾胃二经均上通咽部，饮食经咽而入于胃。病理上，倘若脾胃功能异常，则会影响咽喉。若脾胃虚弱，气血不足，清阳不升，气血津液不能被输布头面咽喉，咽喉失于濡养，清道不利，则出现咽痛、咽干等不适，如《脾胃论·脾胃胜衰论》所述之"脾胃虚弱，乃血所生病，主口中津液不行，故口干、咽干也"，日久易发为慢喉蛾、慢喉痹或慢喉瘖等疾病；若脾失健运，聚湿生痰，痰气交阻于咽喉，则出现咽喉部如痰如絮阻塞，如《疡医大全·喉痹门主论》所述之"咽生地气，属脾土，变动为湿，湿则肿而胀"，日久可发为梅核气，甚则出现声带息肉、声带小结等；若过食辛辣油腻，胃腑热盛，脾胃积热蕴火，痰火互结，循经上蒸，熏灼咽喉，易出现咽部红、肿、痛，发为喉痹、喉痈，或火热炽盛，炼津成痰，痰火壅阻咽喉，而成急喉风之症。如《太平圣惠方·治咽喉肿痛诸方》中云："脾胃有热，则热气上冲，致咽喉肿痛。"

诸病从脾胃而生，"内伤脾胃，百病由生"。因之耳鼻喉科疾病的发生、治疗与预防都离不开脾胃功能的健旺。"满座皆君子，则小人自无容身之地也"即是"正气存内，邪不可干"的道理。

（夏纪严）

第三章　补土理论与耳鼻喉科疾病的治疗

第一节　补土理论与耳鸣耳聋的治疗

耳鸣，指无相应的外界声源或电刺激，而主观上在耳内、颅内有声音感觉，是累及听觉系统的许多疾病的不同病理变化的结果。耳聋是听觉系统中的传音、感音、听神经及各级中枢发生病变，出现不同程度的听力减退，西医学上常分为传导性耳聋、感音神经性耳聋和混合性耳聋。耳鸣、耳聋在临床上常相伴出现，而以中医理论体系而论，耳鸣与耳聋两者有着基本相同的发病机制，正如《医学入门·外感》中所言"耳鸣乃是聋之渐"，故其二者在治疗上也有着基本一致的辨证方法。

以往中医对耳鸣、耳聋的认识，认为其发生与脏腑功能密切相关，尤其是肾、肝两脏。《素问·阴阳应象大论》曰："北方生寒，寒生水，水生咸，咸生肾……肾主耳……在窍为耳。"提出了耳为肾之窍的理论，后世医家多据此来认识耳鸣、耳聋，如《诸病源候论》曰："劳伤于肾，宗脉则虚损，血气不足，故为劳聋。"《医贯·耳论》曰："肾者，宗脉所聚，耳为之窍，血气不足，宗脉乃虚，风邪乘虚，随脉入耳，气与之搏，故为耳鸣。"而耳鸣、耳聋与肝脏功能的关系在《黄帝内经》中也有所论述，《素问·脏气法时论》曰："肝病者……气逆则头痛，耳聋不聪。"

然而，在耳鸣、耳聋的辨证治疗中，除肝、肾两脏外，脾胃的作用也受到重视。《素问·太阴阳明论》中便强调"脾者，土也，治中央，常以四时长四脏……脾脏者常著胃土之精也，土者生万物而法天地"，土在五行居中，在脏腑气机升降中处于枢纽位置，正如清代医家彭子益在其圆运动理论中提出的"中气如轴，四维如轮"，作为中轴的脾胃运化功能健运，其余肝、心、肺、肾四脏的运行才能正常。同时，脾胃为后天之本、气血生化之源，五脏六腑、四肢九窍、百骸均赖其滋养，方能发挥各自正常的功能。

早在成书于战国到西汉期间的《黄帝内经》中，就已经对脾胃与耳鸣、耳聋病因病机的关系进行了阐述。如《素问·通评虚实论》所云"五脏不平，六腑闭塞之所生也。头痛耳鸣，九窍不利，肠胃之所生也"，头痛耳鸣，九窍不利等局部头面部清窍的症状，多是由于脾胃功能失常而引起的。《灵枢·口问》中云"耳者，宗脉之所聚也，故胃中空则宗脉虚，虚则下溜，脉有所竭者，故耳鸣"，阐述了宗脉虚而致耳鸣、耳聋，而宗脉除依赖先天肾气的滋养，更离不开后天脾胃的补充，故脾胃虚弱，生化乏源，宗脉空虚，精气不得上升以养耳窍，也会发生耳鸣、耳聋。《黄帝内经》中更有提到肝郁脾虚型耳鸣的症状及病机，《素问·六元正纪大论》"木郁之发……故民病胃脘当心而痛，上支两胁，膈咽不通，食饮不下，甚则耳鸣眩转"中阐释的是肝木之气郁结的症状，然多数症状均牵涉脾胃。若肝气郁结，则横逆乘脾，肝脾之气均需升发，脾虚一分，肝气又更郁一分，最后肝脾同病，耳鸣眩转，故治疗当遵东汉医圣张仲景"见肝之病，知肝传脾，当先实脾"之法。

元代的李东垣在继承《黄帝内经》的前提下，提出"内伤脾胃，百病由生"的观点，促使补土理论发展至鼎盛时期，这位医家对耳鸣、耳聋的病因病机及治疗用药都有深刻的见解。他对《黄帝内经》中脾胃虚弱，耳窍失养而致耳鸣、耳聋的病机作了进一步阐释。《黄帝内经》云："头痛耳鸣，九窍不利，肠胃之所生也"，而李东垣在此基础上进一步提出此乃胃弱不能滋养手太阳小肠经、手阳明大肠经，故有此病。故东垣治疗此类疾病，用药多以辛甘之药为主，以益气温中健脾为治疗大法，代表方如益气聪明汤、补中益气汤、温卫补血汤中均以黄芪、人参、炙甘草等辛甘益气之品为主药。

李东垣还擅于使用柴胡、升麻等风药来治疗耳鸣、耳聋，如其所创之补中益气汤、柴胡聪耳汤。耳居人身之首，为上窍，《素问·阴阳应象大论》曰："清阳出上窍，浊阴出下窍"；《脾胃论·五脏之气交变论》曰："耳目口鼻为清气所奉于天"，皆言脾胃居中，为气机升降之枢纽，脾主升，脾升则肝木之气亦升，升而化为清阳，清阳上奉开窍于五官，则耳目聪明。脾胃虚弱，清阳不升，则耳目失聪。故李东垣在治疗中常将风药配辛甘益气之品一同使用，如《脾胃论·脾胃胜衰论》云："以诸风药，升发阳气以滋肝胆之用，是令阳气生，上出于阴分，末用辛甘温药接其升药，使火发散于阳分，而令走九窍也。"

明代医家赵献可也推崇用李东垣所创的补中益气汤治疗耳鸣、耳聋，《医贯·耳论》曰："经曰：'清阳出上窍'。胃气者，清气、元气、春升之气也，同出而异名也，今人饮食劳倦，脾胃之气一虚，不能上升，而下流于肾肝，故阳气者闭塞，地气者冒昧，邪害空窍，令人耳目不明，此阳虚耳聋，须用东垣补中益气汤主之。"补中益气汤中以黄芪、白术、人参、甘草等为主，辛甘温阳，益气补土，佐以少量升麻、柴胡等风药，不为祛风，只求升举清阳，复其升降。

而不同于李东垣所擅长的升举清阳，清代名医黄元御在治疗耳鸣、耳聋时尤其注重降泻浊阴。他在《四圣心源·七窍解》中云："耳病者，浊阴之上填也。阳性虚而阴性实，浊阴下降，耳窍乃虚，虚则清彻而灵通，以其冲而不盈也……凡大块之噫气，生物之息吹，有窍则声入，声入则籁发，非关声音之钜细也。"需要指出的是，此中所言的"虚"，意为没有浊阴等实邪阻塞耳窍，并非指正气虚弱。而浊阴下降之动力，则源于脾胃中土。脾为己土，属阴，主升；胃为戊土，属阳，主降，

"清升浊降，全赖于土……火金随戊土右降，则阳化而为浊阴"（《四圣心源·七窍解》）。故黄元御用以治耳鸣、耳聋的参茯五味芍药汤中，以人参、茯苓、甘草等健运脾胃，配以半夏、五味子、芍药等酸苦通降之品，引浊阴下降，以复耳窍通灵。

除气血乏源、升降逆乱两方面，李东垣还提出了独特的阴火致病理论。他认为，阴火产生的根源是脾胃内伤。《脾胃论·饮食劳倦所伤始为热中论》云："既脾胃气衰，元气不足，而心火独盛。心火者，阴火也，起于下焦，其系系于心。心不主令，相火代之。相火，下焦包络之火，元气之贼也。火与元气不两立，一胜则一负。脾胃气虚，则下流于肾，阴火得以乘其土位"。脾胃健运，元气充足，阴火潜藏；脾胃虚弱，元气不足，则阴火亢盛，清阳不升，阴火进一步乘脾胃，犯清窍，则可发为耳鸣、耳聋，《脾胃论·脾胃虚则九窍不通论》曰："脾胃既为阴火所乘，谷气闭塞而下流，即清气不升，九窍为之不利。"然阴火虽属火为阳邪，却缘于脾胃虚弱而起，故李东垣用药以苦寒之品泻阴火时尤其谨慎，特别注重顾护脾胃。如其用治耳鸣、耳聋之神圣复气汤，即于干姜、人参、甘草、黄芪等辛甘温药当中酌加黄连、黄芩，在益气健脾的基础上清泻阴火。而且黄连、黄芩二药在加入之前还需酒浸，以防苦寒太过伤胃，并加强上升之性，以复失常之升降，正如《脾胃论·脾胃胜衰论》云："今所立方中，有辛甘温药者，非独用也；复有甘苦大寒之剂，亦非独用也。以火、酒二制为之使，引苦甘寒药至顶，而复入于肾肝之下，此所谓升降浮沉之道。"由此可见，补土派开山祖师李东垣治疗耳鸣、耳聋无时不注重补益脾胃，健运脾胃，顾护脾胃。

此外，脾虚日久，尤可生痰化火，痰火上扰耳窍而为耳鸣、耳聋。《医宗必读·痰饮》亦云："脾为生痰之源"，脾主运化，脾虚则运化失职，水湿不化，久则聚湿成痰，痰郁化火，火性炎上，痰随火升，上扰耳窍，则见耳鸣、耳聋，《明医杂著·耳鸣如蝉》曰："耳鸣证，或鸣甚如蝉，或左或右，或时闭塞，世人多作肾虚治，不效。殊不知此是痰火上升，郁于耳中而为鸣，郁甚则壅闭矣。"此则本虚标实之症，本虚为脾虚，标实为痰火，治疗则宜先清痰降火以去其标，再益气健脾以培其本，或标本同治亦可。

综上所述，耳虽为肾之窍，然其发病却与脾胃关系密切。其病机概括有三：其一，脾胃主运化，为后天之本，脾胃虚弱，则生化乏源，精气不足以营养耳窍，则耳鸣、耳聋；其二，脾胃同主升清降浊，脾胃升降逆乱，清阳不升无以上奉耳窍，浊阴不降闭塞耳窍，则耳鸣、耳聋；其三，由于脾胃虚弱，运化失职，产生的病理产物如阴火、痰火等上侵耳窍，也可发为耳鸣、耳聋。故治疗中，应以益气健脾之法为主，健其生化气血之职；辅以调其脾胃之升降，恢复"清阳出上窍，浊阴出下窍"的正常生理状态；另外在顾护脾胃的前提下，注意清除阴火、痰火等病理产物，随证而治。

（朱任良）

第二节 补土理论与鼻鼽的治疗

鼻鼽，又称为鼽嚏，现代医学中的变应性鼻炎可参考本病诊治。临床以突然和反复发作的鼻痒、打喷嚏、流清涕、鼻塞、部分伴有嗅觉减退为主要特征，是临床中的多发病和常见病。

鼻鼽最早的记载见于西周《礼记·月令》"季秋行夏令，则其国大水，冬藏殃败，民多鼽嚏"。古代医家认为鼻鼽的发病主要与异常时令气候、寒热及脏腑虚弱等有关，现代中医则认为本病的主要病因病机是由于肺、脾、肾不足，致卫表不固，风寒之邪乘虚而入，邪正相搏，肺气不得通调，津液停聚，上溢鼻窍，而致鼻窍壅塞，喷嚏频频，流清涕。

脾虚与鼻鼽的关系大致表现为以下两个方面：鼻塞伤脾及脾虚致鼽。

其一，鼻塞伤脾。鼻是面部五官之一，居面正中，为阳中之阳。《灵枢·邪气脏腑病形》云："十二经脉，三百六十五络，其血气皆上于面而走空窍……其宗气上出于鼻而为嗅。"鼻与五脏是紧密相连的。脏腑乃人体生理活动和病理变化的基础，脏腑之精气滋润濡养鼻，鼻才能完成正常的生理功能。鼻通过经络的循行及联络，与五脏六腑发生密切的联系，故脏腑的生理功能和病理变化也会影响鼻的功能，同时，鼻的病变也常循经波及所属脏腑。鼻居面部正中，置身土位。脾居中焦，在五行中属土，居中央而灌四旁。鼻、脾虽然脏窍有别，但其均居中央，位居略同，且鼻居面中，为清阳之气交会及一身血脉多聚之处，有赖于脾胃之精气的滋润及濡养，故其生理功能与脾胃是息息相关的，故《医学心语》中有"鼻准属脾土"一说。脾胃主受纳及运化水谷，为后天之本、气血生化之源，能化生气血而输布全身，五官诸窍皆赖以为养。脾胃化生的营血精微为鼻窍的正常生理功能提供物质基础，脾升胃降的枢纽作用使鼻窍功能正常。若脾胃虚弱，功能失健可循经反映于鼻，出现鼻塞、流涕、嗅觉减退、鼻出血等症状。若鼻塞日久，鼻部经脉阻滞，导致气滞、血瘀、痰凝，亦可循经作用于脾胃，引起脾胃功能紊乱。

因此，脾胃与鼻关系密切，功能相应，病变相关。鼻塞是鼻鼽的主要症状之一，鼻塞可引起嗅觉减退，口不知味，饮食减少，进而影响脾胃功能，导致脾胃虚弱，如《医学准绳六要》云："上窍不通……口不知味。"同时，鼻与脾胃通过经脉相联系，鼻局部的津液停聚、气血阻滞或火热炽盛等亦可循经波及脾，形成脾胃虚弱之证。明代的《医学入门》中直接点明："鼻塞日久不愈者，必内伤脾胃，清气不能上升，非外感也。"明确指出鼻塞可以导致脾功能障碍，也佐证了"鼻塞伤脾"的理论观点。

其二，脾虚致鼽。脾虚为鼻鼽之根本。鼻鼽为反复发作的疾病，我们认为其有本虚。本虚的鼻鼽患者，一旦遇到与之相关的诱发因素，如花粉、皮毛等，就会出现鼻痒、鼻塞、流涕等症状，而导致这些症状长期反复发作的内在因素则是引起鼻鼽的根本病机。外感风寒之邪只是引起鼻鼽发作的"导火索"，无法全面反映鼻鼽的病机。而从脾虚着手，则可以较为全面、准确地反映其病机。

脾胃为后天之本，是气血生化之源。脾胃的健运与否，直接影响到他脏的生理功能，也包括肺气卫外的功能。从五行来说，脾胃属土，肺属金，二者是母子相生关系；其次，肺为手太阴，脾为足太阴，在经络学说上均属太阴。肺主气而脾益气，脾胃水谷所化的精气，首先充养肺。正如清代何梦瑶在《医碥》中所说："饮食入胃，脾为运行其精英之气，虽曰周布诸脏，实先上输于肺，肺先受其益，是为脾土生肺金，肺受脾之益，则气愈旺化水下降，泽及百体。"充分说明了脾胃对肺的重要性。因此，当脾胃虚的时候，大多首先影响到肺，致肺气不足。肺主气，主皮毛而有防御外邪的作用，因此脾胃与卫气的产生有密切的关系。《素问·痹论》曰："卫者，水谷之悍气也。"直接指出卫气是由脾胃水谷之气而化生，而明确提出脾有卫护机体作用的是《灵枢·师传》曰："脾者，主为卫。"张仲景在《金匮要略》中云："四季脾王不受邪，即勿补之。"说明脾胃之气旺盛，则邪不可犯，疾不可传。肺气的盛衰在很大程度上取决于脾气的强弱，故有"肺为主气之枢，脾为生气之源"之说。脾虚势必影响肺卫的作用，肺气虚弱不能抵御具有致敏作用的外邪，风热、风寒、异气之邪乘机侵袭就会引起鼻鼽发作。

同时，脾居中土，有运化水湿之功能。若脾虚水湿运化失常，则湿邪上泛鼻窍而发为鼻鼽。《古今医统大全》曾言"盖鼻者，足阳明胃经所主，阳明脉左右相交，注于鼻孔，又鼻者肺之窍，故肺气通于鼻。其邪垫干于二经，发于鼻而为室塞、鼽涕之证"，强调鼽嚏之症的发病是根于脾胃与肺卫功能失调。治疗应兼顾脾胃与肺卫，指出了强健脾胃功能在鼻鼽治疗中的作用。肾藏精，有温阳之功，是先天之本，但有赖后天之本的脾不断供给水谷之精气，肾精才能不断地新生；若脾虚，水谷精微不能转化成肾精，肾气不足，温煦功能失常也会引起鼻鼽的发生。由此可见，无论是外邪入侵，还是脏腑功能失调，正气不足导致鼻鼽，这些都与脾虚密切相关，故编者认为脾虚乃是鼻鼽的根本病机，也是导致鼻鼽反复发作之宿根。

综上所述，治疗鼻鼽的基本大法当以补土为主。脾虚为鼻鼽之宿根，说明脾虚为贯穿于鼻鼽病程始终的主要矛盾。又因为脾肺之间的母子相生关系，不论是"母病及子"还是"子盗母气"，均可按虚则补其母的原则，以补土法治之。临床上单纯的肺气虚寒型鼻鼽并不多见，而且，即使是肺气虚寒型鼻鼽，治疗时如果单纯从肺论治，不同时兼补脾气，疗效也是不理想的。正如陈士铎在《石室秘录》所云："治肺之法，正治甚难，当转治以脾，脾气有养，则土自生金。"根据《景岳全书·论脾胃》中曾提出"故人之自生至老，凡先天之有不足者，但得后天培养之力，则补天之功，亦可居其强半，此脾胃之气所关于人生者不小"，根据这一理论，后天脾胃功能的强健可以改变先天禀赋的异常，故立足于温补脾气，兼以补肺益肾通窍乃是治疗鼻鼽的必经之路。同时结合现代医学观点，本病与遗传密切相关，带有与变应性鼻炎发病相关基因的个体称为特应性个体，且本病的发生发展也与宿主的免疫紊乱有关，故现代医学也认为本病的治疗关键在于恢复机体的正常免疫功能状态，改善特应性体质。而现代医学所说的"免疫功能状态"与中医学所说的"脾"关系密切。综上所述，补土当为治疗鼻鼽的基本大法。

（朱任良）

第三节　补土理论与喉痹的治疗

喉痹是指因外邪侵袭，壅遏肺系，邪滞于咽，或脏腑虚损，咽喉失养，或虚火上灼所致咽部红肿疼痛，或以干燥、异物感、咽痒不适为主要临床表现的咽部疾病。喉痹病名首见于《黄帝内经》，《素问·阴阳别论》有言："一阴一阳结，谓之喉痹。"后世医家对喉痹亦有论述，如《伤寒论》说："伤寒先厥后发热，下利必自止，而反汗出，咽中痛者，其喉为痹。"意味着张仲景以"咽痛"释喉痹。清代的余二田于《喉症指南》中云："凡喉间肿痛，统名之曰喉痹。"另一清代医家程钟龄在《医学心悟》中也指出："喉痹，痹者，痛也。"

就喉痹而言，其发生、发展及临床证候表现，多涉及肺、脾、肝、肾等脏腑功能失调，但与脾土功能失调的关系尤其密切。脾主运化，足太阴脾经上膈挟咽，连舌本。因阴阳升降之枢在脾胃，而阴阳升降之要道在咽喉，因此咽喉需得脾气的输布，其生理功能才能正常，呼吸和饮食得以顺畅；而只有咽喉生理功能健全，脾胃才能完成其消化吸收输布之功，故咽喉与脾胃互为表里，生理、病理关系密切。正如《诸病源候论》云："喉咽者，脾胃之候，气所上下。"因此，在喉痹的临床治疗中，历代医家均以调理脾土为要。

汉代张仲景与补土学说有深厚的渊源，在其著作中亦不乏对调治脾胃的关注，正如明代医家徐春甫所云："汉张仲景著《伤寒论》，专以外伤为法，其中顾盼脾胃元气之秘，世医鲜有知之。"其中对于咽痛之属实热者，张仲景多归之阳明，如"阳明病，但头眩，不恶寒，故能食而咳，其人咽必痛"。此为阳明中风、胃热挟风上逆犯肺所致，治当以清泄阳明、疏风降火为原则。而对于慢喉痹，张仲景治疗此证常用二法：一用半夏厚朴汤，一用麦门冬汤。如"妇人咽中如有炙脔，半夏厚朴汤主之"，此症多为肝气横逆犯脾所致，以半夏厚朴汤以疏肝理气，健脾化痰为法；而麦门冬汤适用于肺胃津液久伤，虚火内生，气火上逆所致之证，重用麦冬，合人参、粳米、大枣滋养肺胃，半夏下气降逆，生甘草泻火益气，共奏益胃补肺，滋阴生津利咽之效，实为培土生金之法。

元代名医李东垣在研究《黄帝内经》理论的基础上，提出了"脾胃为五官九窍之本"的重要论断。其在《脾胃论·脾胃虚实传变论》中曰："则元气之充足，皆由脾胃之气无所伤，而后能滋养元气。若胃气之本弱，饮食自倍，则脾胃之气既伤，而元气亦不能充，而诸病之所由生也。"从而形成了"胃气一虚，耳、目、口、鼻，俱为之病"的五官病"从脾论治"理论体系。李东垣治喉痹并非只单用甘温益气之法，根据具体情况也加用苦寒之药。如《脾胃论·脾胃胜衰论》言："饮食不节，劳役所伤，以致脾胃虚弱，乃血所生病。主口中津液不行，故口干、咽干也……甘温之药为之主，以苦寒之药为之使。"其方药中虽以人参、黄芪、甘草等顾护中焦之补药为主，但对于石膏、黄连、黄芩、黄柏等凉药，亦有应用。李东垣认为，临床之热证乃阴火上行，走于空窍，通过顾护中土之法，佐以苦寒之剂，将阴火引下。正如其在《脾胃论·脾胃胜衰论》中所云："有辛甘温药者，非独用也；复有甘苦大寒之剂，亦非独用也……此所谓升降浮沉之道。"另外，李东垣所用苦寒之黄连、黄芩、黄柏、知母等药，多用酒炒以避其寒凉郁遏清阳之害。其用药立法，在以甘温益气为基本大法的同时，亦非常重视通调血脉，常佐养血活血之品于方中，在咽喉病的治疗上，较为常用的药物有当归、桃仁、红花、赤芍等。

干祖望教授乃现代耳鼻喉科的一代名宿，博古通今，中西贯通，形成了独特的干氏风格，他有许多独到的学术见解，尤其是他宗李东垣之理、崇脾胃之说以剖析治疗耳鼻喉科疾病，更丰富了耳鼻喉科疾病的诊治方法。他认为耳鼻喉诸窍虽然归经脏腑各有不同，但它们都位于人体头面部，属于清阳之窍。各窍生理功能的正常发挥，有赖于脾胃清阳对它们的调控；反之，若中土阳气不得升发，则会出现清阳不升或清阳被遏等证，如清阳不升的主要病机是脾气虚弱，不能上升濡养清窍。正如《素问·玉机真脏论》所说"其不及，则令人九窍不通"，而李东垣在《脾胃论·脾胃虚实论》亦云"胃气一虚，耳、目、口、鼻，俱为之病"。

干祖望教授认为，慢性咽炎的发病十之八九为脾土虚弱。在辨证上有偏于气虚者，症见咽干而不思饮，局部检查见咽部黏膜少许充血，后壁淋巴滤泡团块样增生，无干燥现象，可用参苓白术散加减；若偏于脾阴虚者，则咽喉干燥、烧灼刺痛，咽部黏膜弥漫性充血，小血管扩张，后壁淋巴滤泡散在性增生，除用参苓白术散外，尚须加益胃汤、增液汤或沙参麦冬汤等养阴生津。此外，脾主运化水湿，对水液具有吸收、转输和布散作用。"脾亦为生痰之源"，若脾不运化，必然会产生湿、痰等病理产物，而耳鼻咽喉诸窍也易受湿浊之邪的蒙蔽，故脾虚生湿也会导致清阳被遏。干祖望认为，湿、浊、痰三邪证本一源，容易弥漫上焦，笼罩头面，蒙蔽清窍。症见咽异物感明显，可有隐痛不适，时有胸腹部气往上冲之感觉，伴胸胁闷胀、嗳气叹息等。治疗以健脾益气，升清化浊为主。若偏于湿浊者，可用升清之品加化浊之藿香正气散，犹如阳光之照，阴霾消散于无形；若偏于痰邪者，可用升清之品加健脾化痰之二陈汤、胃苓散，使痰化而清窍通灵。

广东省名中医李云英教授，师从干祖望教授，在干祖望的悉心指导和熏陶下，用心学习，深得干祖望治疗耳鼻喉科疾病的真传，尤其是在咽喉科疾病的诊治方面，继承了慢性咽炎从脾论治等学术观点并有所发挥。李云英教授认为咽喉为肺胃之系，喉痹多因饮食不节、劳倦或情志不畅，导致肺胃受损，虚火上炎，炼津成痰，或肝脾气机不畅，气机不利，致气滞痰凝，痰火郁结于咽部而发病。正如《四圣心源·七窍解》所言："咽喉者，阴阳升降之路也……而总之，咽通六腑而胃为之主，喉通五脏而肺为之宗。阳衰土湿，肺胃不降，浊气埋郁，则病痹塞，相火升炎，则病肿痛。下窍为阴，上窍为阳，阴之气浊，阳之气清，清气凉而浊气热，故清气下陷，则凉泄于魄门，浊气上逆，则热结于喉咙也。"李教授认为，只有肝脾气机通畅，阴阳升降之路和，津液才能得到输布，痰热之邪得以清除，从而使咽喉气机顺畅而痊愈。因此，她在临床上注重调理肝脾气机，善用疏肝健脾理胃、理气化痰利咽之品。经研究发现，治疗喉痹，出现频率最高的10味中药分别是法半夏、僵蚕、陈皮、黄芩、桔梗、柴胡、猫爪草、浙贝母、玄参、紫菀。由此可见，慢性咽炎以实证为主，病机为痰瘀、虚火、阴虚交互错杂，故治疗时宜采用化痰理气之法，临床取得较好疗效。

综上所述，咽喉作为五官九窍之一，其功能需脾胃运化输布健旺，因此，若脾胃受损，其功能失健，则将导致咽喉失养，进而发生喉痹；或因水湿停聚，生痰化火，上灼咽喉而致喉痹发生。因此，历代医家均在喉痹的治疗中注意脾土的调理与顾护，创制出如培土生金法、抑木扶土法、补土生水法、益火补土法等，获得良效。

（陈文勇）

下篇　补土理论耳鼻喉科运用案例

第四章　补土理论治疗耳病案例

第一节　补土理论治疗耳胀耳闭

分泌性中耳炎是以中耳积液及听力下降为主要特征的中耳非化脓性炎性疾病，中医将本病归于耳胀与耳闭。耳胀、耳闭是指以耳内胀闷堵塞感为主要特征的中耳疾病。病初起，耳内胀或痛，称为耳胀或耳胀痛；病之久者，耳内如物阻隔，清窍闭塞，称为耳闭。耳胀为发病初期，诱因多为生活起居失慎，寒暖不调，致风邪侵袭，经气痞塞；若耳胀反复发作，病情迁延日久不愈，耳窍闭塞，成为耳闭。由病因病机角度而论，耳胀多见于病之初起，多由风邪侵袭，经气痞塞而致；耳闭多为耳胀反复发作，迁延日久，由邪毒滞留而致，与脏腑失调有关，为虚实夹杂之证。古代文献中没有"耳胀""耳闭"的病名，有关资料提及耳胀或耳胀痛者，多指症状而言，但在有关风聋、卒聋、耳聋的病证资料中可以找到相关的论述，如隋朝的《诸病源候论·风聋》中说："足少阴，肾之经……其气通于耳。其经脉虚，风邪乘之，风入于耳之脉，使经气痞塞不宣，故为风聋。"至近代，在《大众万病顾问》一书中始立耳胀病名，其书云："何谓耳胀，耳中作胀之病，是谓耳胀。"并列举其病源、症状及治法。《病源辞典》有"耳胀"条目，谓其症"耳中作胀，头重目赤"。"耳闭"在古代文献中和"耳聋"并无明确的区别，其相关症状描述首见于《黄帝内经》，如《素问·生气通天论》云："阳气者，烦劳则张，精绝，辟积于夏，使人煎厥，目盲不可以视，耳闭不可以听。"耳闭作为病名，见于明代《医林绳墨大全》，其书中云："耳闭者，乃属少阳三焦经气之闭也。"

中医治疗耳胀、耳闭，在辨证的基础上多辅以通窍开闭之法。不少医家认为耳胀多因风邪外袭所致，故常用解邪开郁之法。如《景岳全书》说："解其邪而闭自开也"，故取《伤寒论》中的解表方药治之，也用六安煎加香附、牡丹皮、厚朴、枳实等，此正合于《杂病源流犀烛》中所提到的"凡治耳聋，必先调气开郁"。无论什么原因引起的耳聋，都是经气闭郁，故要调理气机而开郁。耳闭久者，往往又兼有瘀血之症，故古代医家治疗耳闭，喜加入行气活血之品，如《医林改错》的通窍活血汤等，而对于久病或素体虚弱者，则宜投以补益之剂，如《景岳全书》说："虚闭证……若老年衰弱及素禀阴虚之人，皆宜以大补元煎或左归、右归丸，肉苁蓉丸或十全大补汤之类主之""若阳虚于上者，宜补中益气汤、归脾汤之类主之"。

《素问·阴阳应象大论》云:"清阳出上窍,浊阴出下窍。"中医耳鼻喉科专家干祖望教授认为:头面清窍的视、听、嗅、味完全靠清阳之气来濡养温通,一旦升清降浊的功能发生障碍致清阳不升,浊阴不降,五官就会被浊阴之气弥漫笼罩,致清窍不清,如耳不能闻、舌不能味、鼻不能嗅。因升清降浊之功主要由脾胃所主,又因五官高居头面部,故干祖望常用益气升阳法来治疗耳窍闭塞、眩晕、耳流脓、鼻不通气等病证。耳窍重在通达而显功用,如《证治汇补》曰:"肾窍于耳,而能听声音,肺也,因肺主气,一身之气贯于耳故也。"耳为清空之窍,浊邪蒙蔽即易发生耳胀、耳闭,这也就是《素问·四气调神大论》所谓的"邪害空窍"。干祖望治疗分泌性中耳炎重在通窍,指出通窍治则应该贯穿治疗该病的全过程,无论是急性期还是慢性迁延期,采用宣通耳窍的治则是治疗该病的关键所在,临床上常常应用石菖蒲、路路通、柴胡、香附、荷梗、葱白等通窍的药物,而通窍的关键在于脾胃之清气得以上达耳窍,故究其根本仍在补土。

案例一

吴某,女,50 岁,2015 年 7 月 10 日初诊。

主诉 反复右耳胀闷感 3 年余,加重 10 余天。

现病史 患者平素"右耳中耳炎"病史。在家使用空调时受寒,少许鼻塞,无流涕,右耳听力下降、堵塞感,偶有右耳鸣,低调隆隆声,纳一般,眠可,二便尚调,舌淡,有齿印,苔薄黄稍腻,脉细紧。查体见右耳鼓膜完整充血,标志欠清。左耳鼓膜标志尚可。双下鼻甲肥大,双鼻腔未见分泌物。

辅助检查 2015 年 7 月 10 日电子鼻咽喉镜:鼻咽未见异常。纯音听阈测定:右耳混合性聋,左耳听力正常。声导抗:右耳鼓室图"B"型,左耳正常。

中医诊断 耳胀。

中医证型 寒热夹杂,兼湿。

西医诊断 慢性中耳炎急性发作(右)。

治法 祛风胜湿,平调寒热。

中药处方 茯苓 10g,升麻 10g,泽泻 10g,苍术 10g,防风 10g,陈皮 10g,甘草 5g,白芍 10g,白术 10g,黄柏 10g,麦冬 10g,五味子 10g,党参 5g。

水煎服,每日 1 剂,共 5 剂。

2015 年 7 月 15 日二诊。

刻下症 右耳堵塞感减轻、耳鸣消失、听力好转,纳一般,眠可,二便调,舌淡,有齿印,苔薄白,脉细。查体见右耳鼓膜充血明显减轻,左耳鼓膜正常。

中药处方 茯苓 10g,升麻 10g,泽泻 10g,防风 10g,甘草 5g,白芍 10g,白术 10g,黄柏 10g,麦冬 10g,五味子 10g,党参 5g。

水煎服，每日 1 剂，共 5 剂。

2015 年 7 月 20 日三诊。

刻下症 右耳偶有少许堵塞感，无明显听力下降，纳一般，二便调，眠可，舌淡，有齿印，苔薄白，脉细。查体见右耳鼓膜完整，稍浑浊，标志欠清，左耳鼓膜正常。

中药处方 茯苓 10g，甘草 5g，麦冬 10g，白术 10g，党参 5g，五味子 10g。

水煎服，每日 1 剂，共 5 剂。

按语

本医案为"慢性中耳炎"急性发作，考虑患者患病日久，结合舌脉考虑存在脾虚。又受寒病发于夏天，受岭南湿气影响，人与天时相应，体内寒湿聚而发病，湿郁久而变热，又脉有紧象，考虑为寒热夹杂兼湿之证。有云：湿寒之胜，助风以平之。用升麻、陈皮、防风等风药以祛风，泽泻、茯苓、黄柏以利湿通窍，患者素体脾气虚，佐以党参、五味子、麦冬之流以补益。二诊右耳堵塞感减轻，耳鸣消失，湿气已除大半，考虑仍有耳胀不通之证，考虑脾虚，以防风药耗气伤阴，故去苍术、陈皮。三诊右耳偶有少许堵塞感，考虑为脾气虚而致阳气不能上达，以四君子汤加减善后。此案初诊使用风药平之正是印证"风能胜湿"，其理论源于《黄帝内经》，依据五行理论，风者，五行属木；湿者，五行属土。木能克土，故风能胜湿。从临床治疗的角度理解，"风能胜湿"理论中的"风"指的是风药；"胜湿"则是说中医界在治疗湿邪为患的疾病时，普用风药，风药辛香、温燥、升举清阳，以利脾气升发祛除湿邪。脾主运化升清，喜燥恶湿，如脾气虚，运化失职则水谷不化反生湿浊，湿邪内停而使脾为湿困。用风药胜湿，取风药除湿与升阳双重功效，但以"升阳"为主，阳气得升，则浊阴自降，湿邪可除。

案例二

陈某，男，30 岁，2016 年 5 月 10 日初诊。

主诉 反复左耳胀闷、堵塞感 2 年余，加重 2 天。

现病史 患者有酗酒史 10 余年，昨日喝酒后出现左耳胀闷、堵塞感、听力下降、疼痛，纳一般，眠可，二便尚调。舌红，苔黄腻，脉细。查体见左耳鼓膜完整充血，标志欠清。右耳鼓膜标志尚可。

辅助检查 纯音听阈测定：左耳混合性聋。右耳正常听力。声导抗：左耳鼓室图"B"型。右耳正常。

中医诊断 耳胀。

中医证型 脾虚湿热。

西医诊断 急性中耳炎（左）。

治法 运脾化湿。

中药处方 白豆蔻 10g（后下），香附 10g，葛花 15g，干姜 5g，炒神曲 10g，泽泻 10g，白术 15g，橘皮 5g，猪苓 10g，党参 10g，茯苓 10g，木香 5g（后下），青皮 5g。

水煎服，每日 1 剂，共 7 剂。

2016 年 5 月 17 日二诊。

刻下症 左耳堵塞感减轻、无疼痛、听力好转，纳一般，眠可，二便调。舌红，苔黄稍腻，脉细滑。查体见左耳鼓膜充血明显减轻。右耳鼓膜完整。

中药处方 白豆蔻 10g（后下），葛花 15g，干姜 5g，炒神曲 10g，泽泻 10g，白术 15g，橘皮 5g，猪苓 10g，党参 10g，茯苓 10g，木香 5g（后下），青皮 5g。

水煎服，每日 1 剂，共 3 剂。

2016 年 5 月 20 日三诊。

刻下症 左耳偶有少许堵塞感，无听力下降，纳一般，二便调，眠可。舌淡红，苔白微腻，脉细。查体见左耳鼓膜完整，稍浑浊，标志欠清。

中药处方 党参 10g，茯苓 10g，炒白术 10g，甘草 5g，藿香 10g，木香 5g（后下），葛根 30g。

水煎服，每日 1 剂，共 5 剂。

按语

本医案为"急性中耳炎"，考虑患者酗酒日久，素体内湿，湿郁久化热，酒后湿热上扰耳窍而为病。《本草纲目》云："米酒……苦、甘、辛、大热、有毒；行药势……通血脉……润皮肤，散湿气……除风下气……少饮则和血行气……过饮不节，杀人顷刻"，即酒既能养人又能害人。酒精属于湿热毒邪，影响脾胃的运化，产生湿热邪气，或使得湿浊停于他脏，影响其功能。葛花解酲汤出自《脾胃论》，是李东垣治疗"饮酒过伤"的方剂。李东垣曰："夫酒者，大热有毒，气味俱阳，乃无形之物也。若伤之，止当发散，汗出则愈矣，此最妙法也；其次莫如利小便，二者乃上下分消其湿，何酒病之有……不若令上下分消其湿，葛花解酲汤主之。"专门用于酒伤病，其中君药为葛花，其甘寒芳香，轻扬发散，既能芳香悦脾以助运化，又能发散酒湿从表而散，为解酒醒脾之良药。方中加用炒神曲以消食和胃，尤善消酒食陈腐之积；白豆蔻辛温气香，理气化湿，开胃醒脾；猪苓、茯苓、泽泻渗湿止泻，引酒湿从小便而去，以上均为臣药。过饮酒醪，损伤脾胃，又以党参、白术补气健脾，干姜温运化湿；酒湿蕴结，易滞气机，故配伍木香、青皮理气疏滞，以上共为佐药。考虑病位在耳窍，肝胆经所绕行，加以香附以引药入经。诸药配伍，发汗与利水合用，使酒湿从上、下分消；消食理气与补气健脾相伍，邪正兼顾。二诊耳症已去大半，由舌脉而言湿热仍重，考虑素体脾虚，恐行气太过反而耗气，故去香附。三诊耳症几近痊愈，考虑湿热仍在，加之脾虚，故以七味白术散善后。

案例三

袁某，男，45 岁，2015 年 10 月 13 日初诊。

主诉　双耳胀闷、堵塞感 3 天。

现病史　患者有"糖尿病"病史，受寒后出现双耳胀闷、堵塞感，双耳听力下降、疼痛，口干口苦，纳一般，眠差，小便频，大便干结难解。舌淡暗红，苔黄腻，脉细滑。查体见双耳鼓膜完整充血，可见积液征。

辅助检查　纯音听阈测定：双耳混合性聋。声导抗：双耳鼓室图"B"型。

中医诊断　耳胀。

中医证型　湿热夹杂。

西医诊断　急性中耳炎（双）。

治法　清热运脾化湿。

中药处方　升麻 10g，防风 10g，甘草 5g，汉防己 10g，生地黄 10g，当归 10g，柴胡 10g，羌活 10g，炙甘草 5g，黄芪 10g，知母 15g，黄芩 10g，龙胆草 10g，石膏 10g，黄柏 5g，红花 5g，杏仁 10g。

水煎服，每日 1 剂，共 4 剂。

2015 年 10 月 17 日二诊。

刻下症　双耳堵塞感减轻、无疼痛、听力好转，无口干口苦，纳一般，眠可，二便调。舌淡红，苔黄稍腻，脉细。查体见双耳鼓膜充血明显减轻。

中药处方　升麻 10g，防风 10g，甘草 5g，生地黄 10g，当归 10g，柴胡 10g，羌活 10g，炙甘草 5g，黄芪 10g，知母 15g，黄芩 10g，黄柏 5g，红花 5g，杏仁 10g。

水煎服，每日 1 剂，共 3 剂。

2015 年 10 月 20 日三诊。

刻下症　双耳偶有少许堵塞感，无听力下降，纳一般，二便调，眠可。舌淡红，苔白微腻，脉细。查体见双耳鼓膜完整，稍浑浊，标志欠清。

中药处方　升麻 10g，防风 10g，甘草 5g，生地黄 10g，当归 10g，柴胡 10g，羌活 10g，炙甘草 5g，黄芪 10g，知母 15g，黄芩 10g，黄柏 5g，红花 5g，杏仁 10g。

水煎服，每日 1 剂，共 5 剂。

按语

本医案患者为"急性中耳炎"，同时又有糖尿病（即"消渴"）病史，消渴病是由于先天禀赋不足，复因情志失调、饮食不节等原因所导致的疾病，以中阳虚弱为本；同时，患者久居岭南，湿邪内蕴，又感风寒，郁而有热象，阴火上升及湿热为标。由急则治其标，方中以柴胡为君，以利胆气之春升；又加羌活相伍，而助脾气之升发；黄芪、炙甘草为臣，益气健脾，借风药之力上行，脾健则清阳不陷。本案使用风药其用意有二：一则升发脾胃之阳气，"劳者温之……损者温之"

（《素问·至真要大论》），"从下上者，引而去之"（《灵枢·官能》），"惟当以辛甘温之剂，补其中而升其阳，甘寒以泻其火则愈矣"（《脾胃论·饮食劳倦所伤始为热中论》）；其二，患者兼见口干口苦，此为湿热之证，便用知母、黄芩、龙胆草、石膏、黄柏等祛湿热。二诊湿热已去大半，考虑仍有症状，耳积液已去大半，减汉防己后继续调脾祛湿。三诊仍有少许耳堵塞感，乘胜追击，守方治之而愈。

案例四

王某，女，35 岁，2017 年 1 月 13 日初诊。

主诉 双耳胀闷、堵塞感 1 周。

现病史 患者坐飞机至外地出差，白天工作劳累，夜间难入睡，返程后出现双耳胀闷、堵塞感，双耳闻声回音感、听力下降、少许疼痛，纳一般，眠差，小便调，大便偏溏。舌淡红，苔白腻，脉细滑。查体见双耳鼓膜完整充血，可见积液征。

辅助检查 纯音听阈测定：双耳混合性聋。声导抗：双耳鼓室图"B"型。

中医诊断 耳胀。

中医证型 脾虚湿滞。

西医诊断 分泌性中耳炎（双）。

治法 升阳运脾化湿。

中药处方 苍术 10g，防风 10g，白术 15g，白茯苓 10g，白芍 10g。

水煎服，每日 1 剂，共 5 剂。

2017 年 1 月 18 日二诊。

刻下症 双耳堵塞感减轻、疼痛缓解、听力好转，纳眠可，二便调。舌淡红，苔白微腻，脉细。查体见双耳鼓膜充血明显减轻，无积液征。

中药处方 白扁豆 10g，白术 10g，茯苓 10g，甘草 5g，桔梗 10g，莲子 15g，太子参 10g，砂仁 3g（后下），山药 10g，薏苡仁 30g。

水煎服，每日 1 剂，共 5 剂。

其后电话随访患者耳症缓解。

按语

本医案为"分泌性中耳炎"，因劳累及坐飞机后诱发本病。患者因劳累、失眠致脾气虚，津液失布，致耳窍积液，阳气运行不利，又因岭南素来湿盛，适逢冬春交际，寒湿困顿脾胃，湿气重浊，困遏清阳，肠道失利，出现大便偏溏，舌苔白腻，此为一派脾虚而湿邪困阻上下之象。

《脾胃论·天地阴阳生杀之理在升降浮沉之间论》曰："盖胃为水谷之海，饮食入胃，而精气先输脾归肺，上行春夏之令，以滋养周身，乃清气为天者也；升已而下输膀胱，行秋冬之令，为传化糟粕，转味而出，乃浊阴为地者也。"结合该患者实际情况分析，目前急需伸展阳气以恢复正常的脾胃升降之机，湿气自除。方中升阳关键在于苍术与防风，两者合力以升发脾胃阳气，苍术为君药，气味辛烈，能开湿郁；防风则为风中润剂，与苍术之辛燥相配，制其燥性而加强鼓舞中阳之力，期使阳气升腾，脾气来复，则湿邪自除。白术甘温，白茯苓甘淡，佐之以健脾利湿。关于白芍，李东垣有"中焦用白芍药，则脾中升阳，使肝胆之邪不敢犯也"一说，又因耳窍为肝经萦绕，故此方加入白芍有护脾养肝之妙。二诊时湿邪基本散去，耳无积液，舌苔仍少腻，考虑患者有久劳伤脾之虞，故以参苓白术散善后而愈。

案例五

曾某，男，55岁，2018年10月8日初诊。

主诉 双耳堵塞感3天。

现病史 患者既往"变应性鼻炎"病史，近日劳累、喝酒后出现打喷嚏、流涕加重，双耳堵塞感、听力下降、闻音遥远，疲倦感，眠浅，纳可，二便调。舌红嫩，苔白腻，脉细。查体见双耳鼓膜完整充血，可见积液征。

辅助检查 纯音听阈测定：双耳混合性聋。声导抗：双耳鼓室图"B"型。

中医诊断 耳胀。

中医证型 脾虚湿滞。

西医诊断 急性中耳炎（双）。

治法 升阳运脾化湿。

中药处方 黄芪10g，半夏10g，太子参10g，甘草5g，独活10g，防风10g，白芍10g，羌活10g，橘皮5g，茯苓10g，柴胡10g，泽泻5g，白术10g，黄连3g。

水煎服，每日1剂，共4剂。

2018年10月12日二诊。

刻下症 双耳堵塞感消失，听力好转，有少许鼻塞，少涕，纳眠可，二便调。舌淡红，苔白微腻，脉细。查体见双耳鼓膜充血明显减轻，无积液征。

中药处方 黄芪10g，半夏10g，太子参10g，甘草5g，防风10g，白芍10g，羌活10g，茯苓10g，柴胡5g，白术10g，黄连3g。

水煎服，每日1剂，共4剂。

按语

本医案为患者劳累后饮酒，继而诱发"变应性鼻炎"，最终转变为"中耳炎"。《金匮要略》中有云"四季脾王不受邪"，认为只有脾胃之气充足，才能提高机体抵御外邪的能力，反之则百病丛生。患者劳累伤脾，又加之饮酒，导致脾虚而湿邪内生。脾失健运，气机失和，鼻窍、耳窍同时受累。兼有卫外不固，肺表受邪，符合李东垣所讲的"肺之脾胃虚证"。患者以脾虚为本，而湿性黏滞，易阻遏阳气，故取太子参补气润肺，黄芪升脾胃清气，白术运脾；羌活、独活行气，使阳气发越，畅通气机，湿邪自除，肺脾同调，培土生金；另加用黄连以防肝气盛而化火之虞，整体体现了李东垣"补其中，升其阳，甘寒以泻其火"的思想；耳窍聚湿，以茯苓及泽泻利之。二诊患者阳气升复，耳症已去大半，仍有少许鼻塞、流涕，故守方而减橘皮、独活等部分行气走窜之品。

（陈俏妍）

第二节　补土理论治疗脓耳

　　脓耳是指因外邪侵袭，肝胆火盛，脾胃虚弱，或肾元亏虚所致以鼓膜穿孔，耳内流脓，听力下降为主要临床表现的耳病。临床上有"急脓耳"及"慢脓耳"之分，急性发作者为急脓耳，其病因多为外邪侵袭，肝胆火盛所致；病程较长，久治不愈者多为慢脓耳，其病因多为脾胃虚弱，或肾元亏虚。耳中有脓首见于《灵枢·厥病》："耳痛不可刺者，耳中有脓，若有干耵聍，耳无闻也。"宋朝的《仁斋直指方论》："热气乘虚，随脉入耳，聚热不散，脓汁出焉，谓之脓耳。"之后明代的文献以"脓耳"为本病病名较多。

　　《素问·玉机真脏论》说："脾为孤脏……其不及，则令人九窍不通。"脾胃受损，运化失调，聚湿生痰，浊阴不降，上犯于耳，甚或痰与火结，塞闭耳窍，致生耳病。脾胃为生化之源，主运化气血上奉于耳。脾胃为后天之本，为人体升降之中枢，主升清降浊、输布水谷精微。脾气健旺，则清升浊降，耳得濡养而发挥其正常生理功能。因此，脾气虚弱，清阳不升与脾胃失调，浊阴上干是脾病及耳的两个主要病因。脾虚清阳不升，耳窍失养而功能失司，以致耳部病变。因此，在脓耳的临床治疗中，调节脾土功能尤为重要。

　　耳为宗脉之所聚，十二经脉均与耳有直接联系。《灵枢·邪气脏腑病形》曰："十二经脉，三百六十五络，其血气皆上于面而走空窍……其别气走于耳而为听。"

案例一

　　刘某，女，43 岁，2017 年 9 月 26 日初诊。

　　主诉　双耳流脓 1 个月。

　　现病史　患者既往"中耳炎"病史，伴打喷嚏、鼻塞、流涕。查体：双外耳道正常，双鼓膜充血、穿孔，双鼻腔黏膜色淡红，双下鼻甲苍白、水肿；咽充血，双扁桃体无肿大，咽后壁少许淋巴滤泡，鼻咽检查欠满意。舌质淡红，苔黄微腻，脉细。

　　中医诊断　脓耳。

　　中医证型　脾虚湿困。

　　西医诊断　化脓性中耳炎（双）。

治法　健脾渗湿。

中药处方　茯苓 15g，薏苡仁 15g，白芷 10g，皂角刺 10g，柴胡 10g，广藿香 10g，石菖蒲 10g，蒲公英 15g，甘草粒 5g，牡丹皮 10g，甘草泡地龙 10g，炒苍耳子 10g。

水煎服，每日 1 剂，共 7 剂。

其他治疗　3%过氧化氢溶液外用洗耳，盐酸左氧氟沙星滴耳液滴耳，红外线治疗照射双耳。

2017 年 10 月 16 日二诊。

刻下症　双耳无流脓，打喷嚏，流涕，检查见双外耳道正常，双鼓膜充血、穿孔；双鼻腔黏膜色淡红，双下鼻甲苍白、水肿；咽充血，双扁桃体无肿大，咽后壁少许淋巴滤泡，鼻咽检查欠满意。舌质淡红，苔黄微腻，脉细。

中药处方　防风 10g，白芷 10g，路路通 10g，辛夷花 10g，炒苍耳子 10g，甘草粒 5g，蝉蜕 5g，柴胡 10g，白蒺藜 15g，黄芩 10g，法半夏 10g，薏苡仁 15g。

水煎服，每日 1 剂，共 7 剂。

其他治疗　呋麻滴鼻液滴鼻，辛菊雾化液雾化喷鼻，中频穴位双肺俞贴药治疗，以鼻朗冲洗液行鼻腔冲洗。

按语

李云英教授是第六批全国老中医药专家学术经验继承工作指导老师，广东省名中医，师从中医耳鼻喉科专家、国医大师干祖望教授。

本病案中患者双耳反复流脓月余，既往"中耳炎"病史，伴鼻窒塞不畅，鼽涕连连。病机为脾虚运化失健，湿浊内生，困结耳窍，故双耳反复流脓，缠绵日久而无臭味，湿浊蕴积日久化热，故鼓室充血，湿浊蒙蔽清窍，故听力不畅；双鼻腔黏膜色淡红，双下鼻甲苍白、水肿，舌质淡红，苔黄微腻，脉细，皆为脾虚失于运化，清阳之气不得升发之证。脾气虚弱，水谷之精微无法上输于肺，故出现打喷嚏、流涕；肺气不足，湿浊蕴积，故见鼻塞。

补土指的是通过调整中焦脾胃而达到调治五脏的一大类治法，如一诊方中以茯苓、甘草粒、薏苡仁健脾益气祛湿，白芷、广藿香、石菖蒲、炒苍耳子芳香化浊通窍。诸药合用共奏健脾益气、渗湿通窍之功。

方中运用柴胡，味苦，性微寒，归肝、胆经，有和解表里、疏肝升阳之功效；牡丹皮味苦、辛，性微寒，归心、肝经。五行脾属土，肝属木，土木之间具有相克关系，即所谓木克土。肝疏泄太过，木旺乘土，肝疏泄正常，脾土方得以升清降浊，进而使水谷精微得以正常运化，脾胃之升降方能正常进行。李云英教授方中运用疏肝和气之品，似为疏肝实为健脾，为五行之抑木扶土之法。方中更加入甘草泡地龙，为画龙点睛之品，地龙性善爬行，为善疏土的虫类药，具有逐瘀消癥、软坚散结之功，且归肝经。李云英教授在本案的辨证用药基础上运用地龙，借虫药善入之性，以攻肝经之滞，使肝气条顺，以助脾气健旺，疗效颇好。

二诊患者已无双耳流脓，一击见效，但仍有打喷嚏、流涕，此乃脾气虚弱，水谷之精微无法上输于肺，且肺气不足，湿浊蕴积，故见打喷嚏、流涕。李云英教授认为鼻属肺，五行属金，耳病日久，鼻病不愈，实乃中土不足无以生金，故取培土生金之法，使水谷之精微上输于肺，肺气充沛，足以控制病情的发展，以至痊愈。故运用甘草粒、薏苡仁、法半夏健脾渗湿，以收健脾养肺之效。

脾在五行属土，肺在五行属金。土为金之母，金为土之子，脓耳日久不愈，必有邪毒留滞，如欲清脾土之实邪，不如实则泻其子，清肺金之余邪，故方中防风、蝉蜕、黄芩入肺经，清肺金之实邪，以求得脾土之安稳。与现代医学之改善鼻及咽鼓管功能，进而促进鼓室黏膜炎症吸收有不谋而合之妙。另如白蒺藜、柴胡疏肝解郁和气均为一诊中抑木扶土法之延续。

案例二

刘某，女，32 岁，1991 年 8 月 30 日初诊。

主诉　双耳反复流脓 20 余年。

现病史　患者先右耳患病，后左耳患病，有时淌水流脓，或有疼痛，每年有 2～3 次急性发作，同时伴有听力下降和耳鸣，鸣声为持续性，音调不高，音量一般，不急性发作时诸症稍轻。现为急性发作后期，脓液较前减少。检查可见右耳鼓膜大穿孔，鼓室尚干净、潮润。舌质淡白，底映紫气，苔薄腻滑润，脉濡。

中医诊断　脓耳。

中医证型　湿浊内停。

西医诊断　慢性化脓性中耳炎（右）。

治法　渗湿化浊，益气升清。

中药处方　升麻 3g，太子参 10g，苍术 6g，川黄柏 3g，茯苓 10g，夏枯草 10g，陈皮 6g，六一散 15g。

水煎服，每日 1 剂，共 7 剂。

1991 年 9 月 5 日二诊。

刻下症　脓水已涸，但为时无几，再度潮润而外溢，至今仍难干燥，无疼痛，听力改善，耳内憋气及耳鸣仍然存在，鸣声音调高而音量大，对于外来噪声感到很不舒服，全身无力。检查同上诊，舌淡，苔薄，脉细。

中药处方　取异功散加味，佐以升清。

升麻 3g，葛根 6g，白术 6g，太子参 10g，茯苓 10g，陈皮 6g，川黄柏 3g，夏枯草 10g，菊花 10g，甘草 3g。

水煎服，每日 1 剂，共 7 剂。

（本案摘引自陈国丰等主编的《干祖望耳鼻喉科医案选粹》）

按语

干祖望教授认为本案中患者病程较长，反复发作，症状为有时淌水流脓，或有疼痛，同时伴有听力下降和耳鸣，检查右耳鼓膜大穿孔，鼓室尚干净、潮润。符合中医"脓耳"的诊断。

干祖望认为耳虽隶属于肾，但时临长夏，脉象、舌象提示湿浊内停。长夏之时令特点当如王冰所云："长夏者，六月也。土生于火，长在夏中，既长而旺，故云长夏也。"六月，指农历六月，夏季的最后一个月份。此时气候最为潮湿，多阴雨而潮湿，空气中湿度大，大气压偏低。《素问·脏气法时论》云："脾主长夏。"湿主困脾，脾土在这一季节因外界湿气较盛而易受邪。

根据五运六气，加之舌、脉之象，四诊合参，推断病机为湿浊内停，干老方中用升麻行"春升之令"，散土中之火，此为补春夏而泻秋冬；太子参、茯苓、陈皮健脾益气，夏枯草泻肝木，防升麻导致的冲气上逆；川黄柏、六一散清热泻火利湿，苍术燥湿健脾。诸药合用，渗湿化浊，益气升清。正如张景岳所论述："春应肝而养生，夏应心而养长，长夏应脾而养化，秋应肺而养收，冬应肾而养藏。"

二诊脓水已涸，但为时无几，再度潮润而外溢，此因患者脾虚湿盛，湿性黏滞，反复不愈，故再次发作。干祖望取异功散加味，使脾土健旺，以巩固疗效，此方剂主要功效为益气补中，理气健脾，原方出自《小儿药证直诀》。此方适用于脾虚气滞的情况下，稍服补药即感腹胀食少之患者，即"虚不受补"，尤其常被用于小儿消化不良属脾虚气滞者。运脾而使湿邪自化，李东垣有言："则元气之充足，皆由脾胃之气无所伤，而后能滋养元气。若胃气之本弱，饮食自倍，则脾胃之气既伤，而元气亦不能充，而诸病之所由生也。"

案例三

何某，女，67岁，2017年8月14日初诊。

主诉　左耳听力下降3年余。

现病史　左耳鼓膜穿孔，头晕反复发作，无耳痛，听力下降，眠差，舌淡，苔白腻，脉缓弱。

辅助检查　左耳鼓膜穿孔；纯音听阈测定：左耳传导性耳聋；声导抗测听：左侧鼓室图"B"型；声衰减实验阴性，双侧镫骨肌反射存在。

中医诊断　脓耳。

中医证型　脾虚湿盛。

西医诊断　慢性化脓性中耳炎（左）。

治法　健脾渗湿，养心和中。

中药处方　白术15g，黄芩15g，黑枣15g，厚朴15g，木香10g（后下），紫苏梗15g，佛手15g，枳实15，鸡骨草15g，浮小麦15g，炙甘草15g，布渣叶15g。

水煎服，每日1剂，共7剂。

2017年8月21日二诊。

刻下症　头晕反复发作好转，自觉听力下降缓解，睡眠可，舌淡，苔薄，脉细，查体左耳鼓膜穿孔。

中药处方　炙甘草6g，布渣叶15g，白术10g，浮小麦15g，黄芩15g，大枣15g，厚朴15g，木香10g，紫苏梗15g，神曲10g，枳实15g，金樱子10g，酸枣仁15g，柏子仁15g。

水煎服，每日1剂，共7剂。

按语

本病辨证属脾虚湿盛。患者主要症状为鼓膜穿孔、听力下降，全身症状有头晕，眠差，舌淡，苔白腻，脉缓弱。为脾虚湿盛，寒湿内阻，损及脾阳，或寒邪直犯脾经，损及脾胃，影响水谷的消化和排泄，故头晕、眠差。

一诊方中用白术健脾益气，厚朴、木香苦辛而温，枳实苦辛微寒，四药相伍共奏益气、行气、调中之功；紫苏梗、佛手宽胸和中；黄芩、鸡骨草、布渣叶清热利湿。《黄帝内经》曰："虚则补其母，实则泻其子。"脾在五行属土，心在五行属火。火为土之母，金为土之子，方中炙甘草甘润养心，实为虚补其母，为补土之别径，以期心宁气顺则耳聪。

二诊时，患者症状缓解，继续加酸枣仁、柏子仁，以冀加强养心安神之功，实为欲补土健脾，先养心安神，心宁则耳为之聪。

（孔　喆）

第三节　补土理论治疗耳眩晕

耳眩晕是因耳窍有病，功能失调而引起的眩晕。其特点是眩晕突然发作，自觉天旋地转，身体向一侧倾倒，站立不稳，并伴有耳鸣耳聋、恶心呕吐等症状。中医传统理论对眩晕的病因病机论述颇为详尽，虽历代医家学说不一，但总不外乎虚、实两种。从实论者多从肝、从痰论治，如《素问·至真要大论》"诸风掉眩，皆属于肝"，朱丹溪等医家则多从痰论治，如其在《丹溪心法·头眩》中云"无痰不作眩，痰因火动，又有湿痰者"；从虚论者亦有不少，如《景岳全书·眩晕》认为"无虚不能作眩"，名医陈修园也认为本病之源属虚，病象属实。现今多认为本证以肾、脾之虚居多，诊治从脾土着手，往往收效甚佳。因脾为中州，主运化，有生血、统血、益气之功，故眩晕之证多与气血痰湿有关。脾虚可引起上气不足、气血亏虚，以至于眩晕发作，而脾虚所致的痰湿中阻也易引起眩晕。

《灵枢·口问》曰："上气不足，脑为之不满，耳为之苦鸣，头为之苦倾，目为之眩。"耳属于清窍，有赖于清气上升以滋养。若思虑过度，心脾受伤，气血亏少，脾虚升清降浊功能失职，清气不能上升滋养耳窍，遂生眩晕、耳鸣之证。

《金匮要略·痰饮咳嗽病脉证并治》曰："心下有支饮，其人苦冒眩""心下有痰饮，胸胁支满目眩"。《丹溪心法·头眩》曰："此证属痰者多，无痰则不能作眩。"饮食、劳倦、多虑等俱可伤脾，脾土损伤则运化功能失调，不能运化水湿、输布津液，导致水湿内停，聚湿生痰。痰浊为阴邪，易阻遏阳气，清阳不升，浊阴不降，蒙蔽清窍，故生眩晕。

《景岳全书·杂证谟》曰："凡五脏皆能致病，而风厥等证何以独重肝邪，且其急暴之若此也？盖人之所赖以生者，惟在胃气，以胃气为水谷之本也。故《经》云人无胃气曰死，脉无胃气亦死。夫肝邪者，即胃气之贼也，一胜一负，不相并立。凡此非风等证，其病为强直掉眩之类，皆肝邪风木之化也。其为四肢不用，痰涎壅盛者，皆胃败脾虚之候也，然虽曰东方之实，又岂果肝气之有余邪？正以五阳俱败，肝失所养则肝从邪化，是曰肝邪。故在阴阳类论以肝脏为最下者，正谓其木能犯土，肝能犯胃也。然肝邪之见，本由脾肾之虚，使脾胃不虚，则肝木虽强，必无乘脾之患。"肝主疏泄，主调畅气机；脾主运化，运化水湿。若肝气犯胃，木不疏土，则致脾失健运，湿邪停滞，阻滞气机，使清阳不升，浊阴上犯，清窍失利而致眩晕。

中医治疗耳眩晕独具特色，多以"急则治其标，缓则治其本"为治则。在本病发作期多采用中西医结合方法治疗，缓解期则辨证施治，巩固及预防复发。

李东垣认为"五脏不和则九窍不通""足太阴痰厥头痛非半夏不能疗；眼黑头旋，风虚内作，非天麻不能除"。这为临床治疗耳眩晕提供了理论基础。下面通过医案举例说明。

案例一

赖某，男，37岁，2017年5月9日初诊。

主诉　发作性眩晕1年余。

现病史　每次眩晕发作持续20～60分钟，发病初期，半年间发作2次，近3个月发作频繁，平均每月1次，劳累后易发作。发作时左耳有阻塞感、耳鸣，伴有恶心、呕吐。近2次发作伴有左耳听力下降。在发作间歇期，听力、耳鸣、阻塞感有所改善。患者形体偏胖，少许恶心，痰涎多，纳呆倦怠，大便正常。舌淡，苔白腻，脉滑。

辅助检查　纯音测听：右耳正常，左耳感音神经性耳聋（低频为主），平均听阈45dB；耳蜗电图：左耳-SP/AP=0.56（SP为总和电位，AP为听神经复合电位）；前庭功能检查：CP值（左）=46%。

中医诊断　耳眩晕。

中医证型　痰浊中阻。

西医诊断　梅尼埃病。

治法　健脾燥湿，涤痰息风。

中药处方　半夏白术天麻汤加味。

法半夏 10g，天麻 10g，茯苓 20g，白术 15g，橘红 10g，胆南星 10g，白豆蔻 15g，砂仁 6g（后下），炙甘草 5g。

水煎服，每日 1 剂，共 7 剂。

2017 年 5 月 16 日二诊。

刻下症　头晕明显减轻，耳鸣声减小，耳阻塞感减轻，痰涎减少，纳好转，无恶心呕吐，二便正常。舌淡，苔白微腻，脉滑。

中药处方　上方加怀山药 20g，藿香 10g。

水煎服，每日 1 剂，共 7 剂。

按语

本案患者眩晕反复发作，伴有耳鸣、阻塞感、听力下降，此为劳倦伤脾之象。脾土受损，则运化失司，水湿停留，聚湿生痰，阻遏阳气；清阳不升，浊阴不降，蒙蔽清窍，故出现眩晕，耳鸣、阻塞感等。本证乃为本虚标实证，治疗关键在恢复脾土的运化功能。

《医学心悟·眩晕》中详细论述了治疗眩晕之法："有湿痰壅遏者，书云：头旋眼花，非天麻、半夏不除是也，半夏白术天麻汤主之。"脾为生痰之源，可见眩晕与脾的关系密切。故临床应在辨证施治的同时关注脾土的情况。

在本案中，痰湿为患是尤需关注的一点。《丹溪心法附余·头眩》曰："有因寒痰、湿痰者，有因热痰、风痰者，有因气虚挟痰者，有因血虚挟痰者，其证不一也。"多种病因均可导致痰浊阻滞经络、清阳不升，继而使浊阴上泛而致眩晕。故治疗上必辨其痰邪化生之本源，才能药到病除。《历代名医良方注释》指出半夏白术天麻汤中诸药相合，方简力宏，共同体现健脾祛湿、化痰息风之功。

本医案之患者平素形体偏胖，胖人本多痰湿，兼之劳倦伤脾，健运失司，聚湿生痰，痰浊上泛而致眩，故方选半夏白术天麻汤加减治疗。方中法半夏燥湿化痰，天麻息风止眩晕，白术、茯苓健脾祛湿以治生痰之源，橘红理气化痰，胆南星燥湿化痰，白豆蔻、砂仁利湿理气和胃，炙甘草调和脾胃。诸药合用，共奏健脾燥湿、涤痰息风之功。

案例二

张某，女，55 岁，2016 年 4 月 20 日初诊。

主诉　发作性眩晕 5 年余。

现病史　时有眩晕发作，或旋转，或摇晃感，持续约半小时，伴有右耳闷塞感，耳鸣，听力稍下降，间歇期诸症减轻，每遇劳累后发作。平素纳少，面色稍白，神疲思睡，懒言，偶心悸，大便稍溏。近日眩晕再次发作。患者来诊时，眩晕较前稍好转，摇晃感，伴有恶心，无呕吐，右侧耳鸣，少许阻塞感，舌淡，苔腻，脉细。

辅助检查　纯音测听：左耳正常，右耳感音神经性耳聋（低频为主），平均听阈 50dB；耳蜗电图：右耳 SP/AP=0.6；前庭功能检查：CP 值（左）=49%。

中医诊断 耳眩晕。

中医证型 气血不足。

西医诊断 梅尼埃病。

治法 补益气血，健脾安神。

中药处方 归脾汤加减。

北芪 30g，党参 20g，茯苓 30g，白术 15g，当归 10g，白芍 15g，酸枣仁 15g，远志 15g，木香 10g（后下），首乌 15g，法半夏 10g，生姜 5g，大枣 15g，炙甘草 5g。

水煎服，每日 1 剂，共 7 剂。

2016 年 4 月 28 日二诊。

刻下症 头晕明显减轻，耳鸣声减小，耳阻塞感减轻，听力如前，面色好转，纳可，无恶心呕吐，大便仍稍溏，懒言。舌淡，苔腻，脉细。

中药处方 上方减法半夏。

水煎服，每日 1 剂，共 7 剂。

2016 年 5 月 7 日三诊。

诸症好转，无心悸，仍觉懒言，纳欠佳，便溏。予补中益气丸，服之愈。

按语

本案患者眩晕反复发作，伴右耳闷塞感，耳鸣，面色稍白，便溏，此为气血不足之征。气血不能上奉头部遂生眩晕、耳鸣。耳属清窍，有赖于清气之灌溉。若劳累过度，损心伤脾，则气血亏虚，脾虚，则致升清降浊功能失司；清气不能上升，则上部气血不足，故生眩晕、耳鸣。本病为虚证，治疗关键在恢复脾的功能。

《灵枢·口问》曰："上气不足，脑为之不满，耳为之苦鸣，头为之苦倾，目为之眩。"故李东垣认为"五脏不和则九窍不通"，尤其若脾胃虚弱，则会因气血生化不足而致眩晕。《景岳全书》曰："眩运一证，虚者居其八九……无虚不能作眩，当以治虚为主，而酌兼其标。"提出治疗当以治虚为主。其中脾虚尤为多见，脾虚则气血生化不足、运化失调，进而导致眩晕。

本案患者平素纳少，面色稍白，神疲思睡，懒言，每遇劳累后发作。上述诸症虽属心脾两虚，却是以脾虚为核心，气血亏虚为基础。脾为营卫气血生化之源，故选用归脾汤。《灵枢·决气》曰"中焦受气取汁，变化而赤是谓血"，故方中以党参、北芪、白术、炙甘草大队甘温之品补脾益气以生血，使气旺而血生；当归甘温补血养心；茯苓（多用茯神）、酸枣仁、远志宁心安神；木香辛香而散，理气醒脾，与大量益气健脾药配伍，复中焦运化之功，又能防大量益气补血药滋腻碍胃，使补而不滞、滋而不腻；用生姜、大枣调和脾胃，伍法半夏以降逆止呕。全方共奏益气补血、健脾养心之功。二诊患者已无恶心，遂减去法半夏。归脾汤以补气药配伍养心安神药，意在心脾双补。三诊时患者心悸等症状已不明显，仍觉懒言，纳欠佳，便溏，遂选用补中益气丸，意在补气升提，复脾胃升清降浊之功。

案例三

周某，女，36 岁，2016 年 7 月 10 日初诊。

主诉 发作性眩晕 2 年余。

现病史 已发作眩晕 3 次，近 1 周再次发作，每遇情绪激动可诱发。发作时头晕目眩，右侧耳鸣、少许阻塞感、听力稍下降。恶心呕吐，胸腹胁肋痞塞胀满，善太息，纳欠佳，便稍溏。舌淡，苔白腻，脉弦滑。

辅助检查 纯音测听：左耳正常，右耳感音神经性耳聋（低频为主），平均听阈 45dB；耳蜗电图：右耳-SP/AP=0.5；前庭功能检查：CP 值（左）=45%。

中医诊断 耳眩晕。

中医证型 肝郁脾虚，湿阻清阳。

西医诊断 梅尼埃病。

治法 健脾疏肝，升清降浊。

中药处方 柴胡 10g，茯苓 30g，法半夏 10g，陈皮 10g，茵陈 20g，藿香 10g，白术 15g，香附 10g，佩兰 10g，甘草 5g。

水煎服，每日 1 剂，共 7 剂。

2016 年 7 月 18 日二诊。

刻下症 眩晕明显好转，右耳鸣减轻，无阻塞感，右耳听力下降较前好转。无恶心呕吐，胸腹胁肋痞塞胀满好转，善太息，纳好转，便稍溏。舌淡，苔白腻，脉弦滑。

中药处方 继服上方 5 剂。

眩晕愈。

按语

本案患者眩晕反复发作，并伴有胸腹胁肋痞塞胀满、善太息、纳欠佳、便稍溏，此为肝郁脾虚之象，因湿浊上泛而致眩晕。患者平素易情绪失常，导致肝气郁结，肝失条达而横乘脾土，脾虚健运失司，湿浊上泛耳窍而致眩晕。本证尤以胸胁胀满、纳呆、便溏为辨证的关键依据。

《金匮要略》曰："见肝之病，知肝传脾，当先实脾。"肝主疏泄，主调畅气机，脾主运化水湿。因肝气犯胃，木不疏土，而致脾失健运，湿邪停滞，阻滞气机，使清阳不升，浊阴上犯，清窍失利而致眩晕。由此可见，升清降浊运转之关键在于中气之健旺。脾气旺，则肝木条达，清阳升而神旺，眩晕自止。

健运中州以复其升降，调和肝木以祛其郁滞，实为治疗眩晕之大法。本医案首诊方中用柴胡、香附以疏肝理气，茯苓、法半夏、陈皮、白术健脾除湿，使痰湿消于中而不上扰，藿香芳香化湿，茵陈、佩兰利湿，使浊阴降于下。脾气旺，肝木条达，清阳升而浊阴降，则眩晕自止。

案例四

姚某，女，44 岁，1993 年 2 月 19 日初诊。

主诉　眩晕 1 个月余。

现病史　平素两耳有憋气、轰响，年初陡然两耳轰响加重，出现眩晕，一动作呕。当时诊为"梅尼埃病"。经过治疗，眩晕逐渐改善。右耳仍失听，伴以鸣响，鸣声乍大乍小，阵发性憋气，能接收外来噪声。检查见外耳道及鼓膜正常。舌苔薄，脉细。

中医诊断　耳眩晕。

中医证型　脾气虚弱，清气不升。

西医诊断　梅尼埃病。

治法　健脾益气升阳。

中药处方　补中益气汤加减。

柴胡 3g，升麻 3g，黄芪 10g，党参 10g，山药 10g，白术 6g，茯苓 10g，补骨脂 10g，甘草 3g。

水煎服，每日 1 剂，共 7 剂。

1993 年 3 月 16 日二诊。

刻下症　眩晕好转，耳中憋气消失，鸣响之声仍不绝于耳，曾有一个时期减轻一点。舌苔薄，脉细。

中药处方　黄芪 10g，党参 10g，山药 10g，山萸肉 10g，当归 10g，葛根 6g，白术 6g，补骨脂 10g，茯苓 10g，牡丹皮 6g，甘草 3g。

水煎服，每日 1 剂，共 7 剂。

（本案摘引自陈国丰等主编的《干祖望耳鼻喉科医案选粹》）

按语

干祖望教授认为本医案之眩晕、耳鸣、耳憋气感等症状均因气血不足，清阳不升，不能上奉头部所致。耳属于清窍，有赖于清气之灌溉。若劳累过度，损伤心脾，气血亏虚，脾虚致升清降浊功能失司，清气不能上升，则上部气血不足，故生眩晕、耳鸣。故《素问·玉机真脏论》说："脾为孤脏……其不及，则令人九窍不通。"脾主运化，胃主受纳，耳的功能正常，有赖脾胃化生气血，循经上注于耳，耳得气血精微的濡养，始能功能正常。若脾气虚，不能化生气血上奉于耳，则耳的功能失常而为病，故《灵枢·口问》有言"耳者，宗脉之所聚也，故胃中空而宗脉虚，虚则下溜，脉有所竭者，故耳鸣"，李东垣认为"五脏不和则九窍不通"，此中关键尤在脾胃虚弱，阴阳气血生化不足，故治疗当以补脾虚为主。

本案初诊时，干祖望教授认为患者当下眩晕虽好转，耳鸣尚在，此乃虚所致也。常规补肾，求效崇脾。同时病案中兼见清阳失举之象，又需略事提升。张景岳认为"无虚不作眩",而"上虚"为"阳虚中的阳虚",治疗上应以补气为先。本案例初诊即以补气为先,以补中益气汤为基础方进行加减。方中黄芪、党参、白术、茯苓补气健脾;柴胡、升麻升阳,伍大量益气健脾药,复中焦运化之功。二诊时,干祖望认为本案方已对证,效出迟迟者,乃因症之顽也。步原旨深入,当归甘温补血。又因《灵枢·脉度》说:"肾气通于耳,肾和则耳能闻五音矣。"故方中加山萸肉补肾益气,另加用葛根以升阳,茯苓以健脾益气。补气药配伍升阳举陷药,意在补气升提,复脾胃升清降浊之功。

案例五

刘某,女,45 岁,1993 年 3 月 2 日初诊。

主诉 眩晕 1 个月余。

现病史 眩晕反复发作 1 个月余,过去也曾有过,但为时短暂。今作不愈,左耳鸣叫,能接收外来噪声,有时突发头沉重感,伴以泛恶。检查:有轻度眼球震颤。舌苔白腻,脉细而弦。

中医诊断 耳眩晕。

中医证型 痰浊中阻。

西医诊断 梅尼埃病。

治法 化浊消痰。

中药处方 陈胆星 3g,陈皮 6g,藿香 10g,佩兰 10g,姜半夏 6g,苏子 10g,石菖蒲 3g,枳实 6g,焦薏苡仁 10g,甘草 3g。

水煎服,每日 1 剂,共 7 剂。

1993 年 3 月 10 日二诊。

刻下症 药进 7 剂,眩晕明显减轻,耳鸣缓解,泛恶接近消失。头顶部出现紧张感,两腿乏力。检查:血压 125/90mmHg。眼球震颤消失。舌苔薄,脉左平右细。

中药处方 太子参 10g,白术 6g,茯苓 10g,陈皮 6g,法半夏 6g,蝉衣 3g,石菖蒲 3g,稆豆衣 10g,夏枯草 10g,罗布麻 10g。

水煎服,每日 1 剂,共 7 剂。

1993 年 3 月 30 日三诊。

刻下症 眩晕还偶有发作,常呈闪电性。右耳轰轰而鸣,量不大,调不高。两腿已有力一些。现以百会为中心头痛,如重物压着感。检查:眼球震颤已消失。舌苔薄,脉细弦。

中药处方 桑叶 6g,菊花 10g,白蒺藜 10g,熟地黄 10g,山药 10g,茯苓 10g,建泽泻 6g,牡丹皮 6g,当归 10g,川芎 3g。

水煎服,每日 1 剂,共 7 剂。

(本案摘引自陈国丰等主编的《干祖望耳鼻喉科医案选粹》)

按语

干祖望教授认为，本案患者眩晕反复发作，今又发作不愈乃脾土受损，运化失司所致。水湿停留，聚湿生痰，痰浊久困，未得一清，阻遏阳气，清阳不升，浊阴不降，蒙蔽清窍，故见眩晕，耳鸣，头沉重感，泛恶等。辨证属本虚标实证。

《丹溪心法·头眩》曰："此证属痰者多，无痰则不能作眩。"痰浊为阴邪，易阻遏阳气，使清阳不升，浊阴不降，气机不利，清窍为之蒙蔽，故眩晕，时头沉重感；湿阻中焦，故泛恶。苔白腻，脉细而弦为脾虚痰浊中阻征象。

干祖望对本病的治疗，多从"痰、肝、肾"三者论治。对于本医案，干祖望初诊治疗遵循"急则治其标"的原则，以化浊消痰为法拟方。方中藿香、佩兰辟秽利湿祛浊；恶心，加陈胆星加强降逆化痰之力；姜半夏、陈皮、苏子、焦薏苡仁健脾和胃，行气宽中，降逆化痰；石菖蒲化湿合胃，开窍豁痰；枳实行气化痰。全方着重于祛其标，化浊消痰为主而酌配健脾。《景岳全书·杂证谟》曰："其为四肢不用，痰涎壅盛者，皆胃败脾虚之候也。"二诊时，干祖望根据患者症状、体征、脉象，判断其痰浊渐清，虚象似露端倪，裁方逐渐向扶正靠近。此时需遵循"缓则治其本"的原则，遂方中去藿香、佩兰、枳实、焦薏苡仁，因泛恶接近消失，改为法半夏以调理脾胃痰浊，太子参、白术、茯苓健脾益气，夏枯草、罗布麻、稽豆衣、蝉衣平肝息风。三诊依据症、苔、脉，认为昔以内伏湿浊，只能醒脾中扶正，而刻下残邪告清，可以取潜阳育阴矣，遂以六味地黄丸加减，方中山药补益脾阴亦能固肾，茯苓健脾渗湿，熟地黄滋阴补肾，牡丹皮清泻肝火，建泽泻利湿泄浊，当归活血行滞止痛，川芎祛风止痛，桑叶、菊花、白蒺藜平肝散风。此病后期治以健脾固肾、滋阴潜阳、平肝息风而愈。

（李兰芳）

第四节　补土理论治疗耳鸣耳聋

耳鸣是累及听觉系统的许多疾病不同病理变化的结果，病因复杂，机制不清，主要表现为自觉耳内或颅内有鸣响，但外部并无相应声源存在。在临床上它既是许多疾病的伴发症状，也是一些严重疾病的首发症状（如听神经瘤）。临床表现总体来说呈多样性，可单侧或双侧，也可为颅鸣，可持续性存在也可间歇性出现，耳鸣的声音可为各种各样，音调高低不等。严重耳鸣可扰人不安，影响工作及睡眠。本病属于中医学"耳鸣"范畴。中医古籍中还有"聊啾""蝉鸣""苦鸣""耳数鸣""耳虚鸣""暴鸣""渐鸣"等不同名称。

耳聋是听觉传导路径器质性或功能性病变导致不同程度听力损害的总称。程度轻者亦称为"重听""撞聋"，程度重者显著影响正常社交能力的听力减退称为聋，因双耳听力障碍导致不能以言语进行正常社交者称为聋哑或聋人。长期的严重听力障碍可称为听力残疾。在我国，有听力语言障碍的残疾人2057万人，占全国6000万残疾人总数的1/3。

根据发病的时间长短及病因病理等不同，在中医古籍中又有"暴聋""猝聋""厥聋""久聋""渐聋""劳聋""虚聋""风聋""火聋""毒聋""气聋""湿聋""干聋""聤聋""阴聋""阳聋"等不同名称。

耳鸣与耳聋临床上常常同时或先后出现，它们既是多种耳科疾病乃至全身疾病的一种常见症状，有时也可以单独成为一种疾病，耳鸣不一定会导致耳聋，耳聋也可以不伴有耳鸣。

耳司听觉，主平衡，属清阳之气上通之"清窍"之一。《素问·通评虚实论》曰："头痛耳鸣，九窍不利，肠胃之所生也。"脾主运化，胃主受纳，耳的功能正常，有赖脾胃化生气血，循经上注于耳，耳得气血精微的濡养，始能功能正常。若脾气虚，不能化生气血上奉于耳，则耳的功能失常而为病，故《灵枢·口问》也有"耳者，宗脉之所聚也，故胃中空而宗脉虚，虚则下溜，脉有所竭者，故耳鸣""上气不足，脑为之不满，耳为之苦鸣"之说。此外，脾主运化水湿，若脾运失职，水湿内停，浸淫耳窍，清阳不升，浊阴不降，蒙闭耳窍，以致耳部发生病变。

本文所述的耳鸣、耳聋为感音神经性耳鸣、耳聋。

案例一

赖某，男，37岁，2017年5月9日初诊。

主诉　双耳鸣伴耳胀10年余，右耳甚。

现病史　双耳鸣、耳胀持续发作，耳鸣声响作"轰轰"状，头晕常发，晕沉感，每次发作持续2～3天，伴听力下降。每逢天气寒冷或者阴雨天明显加重，影响睡眠，在天气晴朗时耳鸣好转，遇疲劳时加重，重听。平素畏寒怕冷，头晕乏力，纳可，时便溏。舌质淡，苔薄腻微黄，脉濡细。

辅助检查　双耳外耳道及鼓膜正常，标志可。纯音听阈测试：双耳感音神经性听力损失[轻度，PTA：38dBnHL，nHL为正常听力级]，声导抗双耳鼓室图"A"型，声反射同对侧反射存在；右耳鸣匹配为耳鸣声类型：窄带噪声，主调8kHz，响度50dBnHL/15dBnHL；耳蜗电图：双耳AP波分化好，SP/AP振幅比及面积比均正常。

中医诊断　耳鸣、耳聋。

中医证型　脾胃虚弱。

西医诊断　感音神经性耳鸣、耳聋（双）。

治法　健脾益气。

中药处方　党参、黄芪各15g，白术、苍术、升麻、柴胡、五味子、泽泻、茯苓各 10g，甘草、陈皮、当归、黄芩各 5g。

水煎服，每日 1 剂，共 14 剂。

2017 年 5 月 24 日二诊。

刻下症　耳鸣好转，十去六七，仍可闻及耳边"嗡嗡"作响，睡眠改善，耳胀和头晕症状均减轻，纳可，二便调。

中药处方　前方续服 2 周。

按语

患者曾经在内科门诊服用过左归丸、六味地黄丸等，大部分从肾论治，耳鸣和头晕好转不明显。现患者呈慢性病面容，舌质淡，苔薄腻微黄，脉濡细。从"阴火论"的角度来看，此乃脾胃气虚，阴火夹湿上冲，侵扰清窍所致，遂采用益中气、升清阳、泻阴火、利清窍的治疗法则。处方予补中益气汤加减。服药 2 周，患者耳鸣较前好转，耳胀和头晕症状均减轻。复诊坚守本方，随症加减，治疗 2 月余，耳鸣十去六七，耳鸣声转为"嗡嗡"声，耳胀明显减轻，头晕发作不明显，睡眠好转，并且在阴雨天发作次数明显减少、发作程度明显减轻。治疗 3 个月复查，右耳鸣匹配结果为耳鸣声类型：纯音，主调 8kHz，响度 45dBnHL/5dBnHL。

李东垣认为，人体九窍分属五脏，并由五脏主之，全身脏腑皆有赖于胃气才能通达。耳窍聪敏，脾胃为基。脾胃若虚，则耳、目、口、鼻俱病。本病例中，患者耳鸣多于阴寒外湿气候较盛或者劳累之后加剧。寒冷天气及阴雨天湿度大，若脾虚，则容易产生内湿，内湿与外湿同气相求，清阳被阻，导致精气不得上荣于清窍，因此出现耳鸣、头晕；阴火上攻，则耳胀，甚至烦扰难眠。因此采用黄芪、党参、甘草温补脾胃，辅之柴胡、升麻等发散之药，发散阳气，引火从上而解，佐之少量黄芩清热，泽泻、茯苓利湿，而获佳效。

案例二

张某，女，47 岁，2017 年 1 月 10 日初诊。

主诉　双耳鸣 3 年，伴听力下降，时有头晕。

现病史　3 年前开始双耳鸣，日渐加重，耳鸣如嘶嘶声，持续，夜甚，平素听力较差，重听，眠差，纳欠佳，喜好冷饮，近年食用水果等生冷食物后胃部不适，胃部胀满感，纳差，烦躁，口渴，大便时溏。舌质淡，苔薄白，脉沉细。

辅助检查　双耳外耳道通畅，鼓膜完整，标志可；纯音听阈测试：双耳感音神经性听力损失（轻度，PTA：65dBnHL），声导抗双耳鼓室图"A"型，声反射同对侧反射存在（阈值增大）；双耳鸣匹配为耳鸣声类型：纯音，主调：6kHz，响度：75dBnHL/10dBnHL；听性脑干诱发电位：双耳 1、3、5 波分化好，各波潜伏期及波间期在正常范围。

中医诊断　耳鸣、耳聋。

中医证型　脾气虚弱。

西医诊断　感音神经性耳鸣、耳聋（双）。

治法　健脾益气，升阳通窍。

中药处方　鲜人参10g，升麻10g，柴胡10g，白芍10g，炒白术10g，茯苓10g，煨姜5g，石菖蒲10g，吴茱萸10g，甘草5g。

水煎服，每日1剂，共14剂。

2017年1月24日二诊。

刻下症　耳鸣好转，十去七八，"嘶嘶声"减弱，睡眠改善，听力下降症状如前，自觉精神佳，胃部胀满感明显减轻，纳可，二便调。

中药处方　前方续服2周。

按语

患者平素喜好冷饮，寒食伤及中焦脾胃，三焦邪蒸，气冲塞胸，故胃部胀满感，纳差。此为胃阳残惫，以至于邪结内踞，清浊升降失调，耳窍闭塞，导致耳鸣，耳聋，烦躁，口渴，便溏。遂用健脾益气、升阳通窍法治之，以补中益气汤为基本方进行加减。

李东垣从脾论治耳鸣、耳聋时不仅重视胃阴，亦重胃阳，"食谷不化，胃火衰也""阳腑之阳非通不阖，胃中阳伤，法当温阳""用刚远柔，通补胃阳"。认为胃阳在消化食物、开合纳谷、镇逆降气等方面起重要作用。故在此案中使用煨姜、吴茱萸、茯苓、鲜人参等辛温通阳，使胃中阳气升而浊阴降，行使纳谷化食之功效。

黄元御在《四圣心源·劳伤解》中论述道："脾为己土，以太阴而主升，胃为戊土，以阳明而主降，升降之权，则在阴阳之交，是谓中气。胃主受盛，脾主消化，中气旺则胃降而善纳，脾升而善磨，水谷腐熟，精气滋生，所以无病。脾升则肾肝亦升，故水木不郁，胃降则心肺亦降，金火不滞。火降则水不下寒，水升则火不上热。平人下温而上清者，以中气之善运也。"中气主全身升降之权，中气旺盛则肝脾左升、肺胃右降，升降不息，五脏六腑发挥各自的生理功能。如果"中气虚衰"，则升降逆乱，而百病丛生，胃阳衰而脾阴旺，十人之中，湿居八九而不止也，治疗过程中需要温阳兼祛湿。中气主全身升降之权，中气旺盛则肝脾左升、肺胃右降，升降不息，五脏六腑才能发挥各自的生理功能。

此案整体从温养脾胃阳气着手，患者连服2个月，耳鸣、胃部胀满感等症状基本消失。

案例三

杨某，女，52岁，2018年12月18日初诊。

主诉　双耳鸣，蝉鸣声，持续6个月。

现病史　半年前出现双耳鸣，持续，声如蝉鸣，夜晚明显，影响入睡，情绪欠佳时加重，伴有口干口苦，胸胁胀痛，头发脱落较前增多，平素压力大，心情不好，夜睡不安，汗较多，胃纳欠佳，纳可，二便调。舌质淡胖，边有齿印，苔薄白，脉弦细。

辅助检查　外院纯音测听：双耳高频听力损失。其余未查（患者拒绝）。双耳外耳道通畅，鼓膜标志清，潮红。

中医诊断　耳鸣。

中医证型　肝郁脾虚。

西医诊断　耳鸣（双）。

治法　疏肝解郁，健固脾胃。

中药处方　柴胡 10g，白芍 10g，葛根 20g，石菖蒲 15g，川芎 10g，香附 10g，益智仁 20g，五爪龙 20g，炙甘草 10g，夜交藤 15g，砂仁 10g（后下），合欢皮 15g，蔓荆子 10g，陈皮 10g，远志 10g。

水煎服，每日 1 剂，共 7 剂。

2018 年 12 月 25 日二诊。

刻下症　双耳鸣消失，口干口苦减轻，时有胁胀痛。纳可，二便调。舌质淡胖，边有齿印，苔薄白，脉弦细。

辅助检查　双耳外耳道通畅，鼓膜标志清，稍潮红。

中药处方　前方加郁金 10g。

水煎服，每日 1 剂，共 7 剂。

按语

患者平素压力大，肝气郁结，脾气不足，故症见耳鸣、胸胁疼痛、口苦口干等症状，辨证当属肝郁脾虚。这里肝与脾的关系为肝克木，肝木抑郁不得疏达，阻滞不得宣发，过于克制脾土，脾土羸弱无力运化，肝气更不得疏，导致耳鸣的发生，并且日益严重。王士贞教授治疗辨证为肝气郁结证患者时，注重健脾行气与疏肝解郁，脾土实则肝气得以舒畅条达，该医案借鉴王教授的治疗经验，使用柴胡疏肝散加减，患者服用 7 剂后自觉双耳鸣消失，口苦口干减轻。王教授认为，耳鸣多从肝脾论证，临床以疏肝健脾为主要治疗方法，同时结合疏导患者的焦虑及紧张心理，如果患者的压力无从释放或缓解，耳鸣症状必然无法减轻或卷土重来。所以临床医生也需要关注患者的心理压力状态，劝告其劳逸结合。

我们可以把耳鸣看作是身体的一个警报，当身体状态失去平衡时，不少患者会出现耳鸣症状，压力大引起的耳鸣，中医辨证分型多属于肝郁气滞型。另外需要注意，据王教授临床观察经验，压力性耳鸣多数都有鼓膜潮红的表现，但是鼓膜标志清晰，患者不觉得或觉得轻微的耳痛、耳胀症状，临床需要注意与急性中耳炎、急性外耳道炎等疾病进行鉴别诊断。

案例四

潘某，女，50岁，2019年2月2日初诊。

主诉 左耳鸣，伴听力下降1个月。

现病史 左耳鸣，其耳鸣声如呼呼状，似吹风样，伴听力下降，无流脓，无头晕、头痛，无天旋地转，无左耳疼痛，无发热恶寒，纳眠可，二便正常。查体见左外耳道少量耵聍，鼓膜完整、浑浊、明显内陷，疑似鼓室粘连。鼻咽正常，颈部未扪及肿大淋巴结。舌淡红，苔薄黄，脉弦。

辅助检查 2017年11月30日乳突CT：左耳慢性中耳、乳突炎症。

中医诊断 耳鸣、耳聋；耳胀。

中医证型 脾气虚弱。

西医诊断 耳鸣；粘连性中耳炎？

治法 健脾益气，祛湿排脓。

中药处方 土茯苓15g，白术10g，白芷10g，皂角刺10g，党参15g，柴胡10g，藿香10g，石菖蒲10g，蒲公英15g，甘草6g，车前草10g，白茅根15g。

水煎服，每日1剂，共4剂。

2019年2月6日二诊。

刻下症 左耳鸣减轻，听力下降同前，无头晕、头痛，无天旋地转，无左耳疼痛，无发热恶寒，纳眠可，二便正常。舌淡红，苔薄黄，脉弦。

辅助检查 左外耳道少量耵聍，鼓膜完整、浑浊、内陷，鼓室粘连。鼻咽正常，颈部未扪及肿大淋巴结。

中药处方 土茯苓15g，苍术10g，白芷10g，皂角刺10g，党参15g，柴胡10g，藿香10g，石菖蒲10g，蒲公英15g，甘草6g，车前草10g，白茅根15g。

水煎服，每日1剂，共7剂。

其他治疗 配合咽鼓管吹张康复手法。

2019年2月13日三诊。

刻下症 左耳耳鸣明显减轻，自觉听力下降改善，无头晕、头痛，无天旋地转，无左耳疼痛，无发热恶寒，纳眠可，二便正常。查体：左外耳道少量耵聍，鼓膜完整、浑浊、内陷，鼓室粘连？鼻咽正常、颈部未扪及肿大淋巴结。舌淡红，苔薄黄，脉弦。

中药处方 土茯苓15g，白术10g，白芷10g，皂角刺10g，党参15g，柴胡10g，藿香10g，石菖蒲10g，蒲公英15g，甘草6g，龙胆草10g，当归5g。

水煎服，每日1剂，共6剂。

其他治疗 配合咽鼓管吹张康复手法。

2019年2月19日四诊。

刻下症　左耳鸣如上周，自觉听力下降改善，无头晕、头痛，无天旋地转，无左耳疼痛，无发热恶寒，纳眠可，二便正常。舌淡红，苔薄黄，脉弦。

中药处方　继服原方6剂。

其他治疗　配合咽鼓管吹张康复手法。

按语

慢性化脓性中耳炎侵犯乳突的治疗周期较长，往往患者已经没有炎症症状时仍有耳鸣症状，甚至这一症状会成为患者就诊的主症。对于此类情况，我们更需要发挥中医的治疗优势，针对耳鸣症状和粘连性中耳炎的具体情况予以对症治疗。中药的药理作用各有不同，据现代研究表明，土茯苓、白茅根均对葡萄球菌、溶血性链球菌、铜绿假单胞菌等有抑制作用，故在治疗脓耳证时可适当选用，在疏肝益脾、调补正气的同时利湿杀菌，达到事半功倍的效果。

在治疗耳鸣时，应全身辨证与局部辨证相结合，两者相互参照，根据起病的缓急，脓液的质、量、色，结合舌象、脉象，辨其虚实寒热。在临床上，此病发作初期以实证、热证为多，与肺、肝、胆关系较密切。此患者发病初期以热毒实邪上犯耳窍为主，因经久不治，实证迁延致脾胃受损，清阳不升，浊阴上犯，水湿浊邪与耳窍余毒互结，以致脓耳后耳鸣持续，无法缓解，形成恶性循环。故应早发现、早治疗，以免病情迁延难愈，延长治疗病程。后期治疗应着重于健脾理气以顾护中气，达到托里排脓，促病早愈的功效。

（李松键）

第五章 补土理论治疗鼻病案例

第一节 补土理论治疗慢性鼻炎

慢性鼻炎是指病程持续 4 周以上或炎症反复发作的鼻腔黏膜及黏膜下层的慢性炎症，常无明确的致病微生物感染。

临床上将慢性鼻炎分为慢性单纯性鼻炎和慢性肥厚性鼻炎，二者病因相同，且后者多由前者发展而来。本病好发于青少年，12～30 岁多见，无性别及地域差异。秋冬季发病率较高，部分患者在夏季症状可好转或消失。病程常持续数月以上或反复发作。慢性鼻炎相当于祖国医学"鼻窒"范畴，是指鼻塞时轻时重，双侧鼻窍交替或持续堵塞，反复发作，经久不愈，甚至嗅觉失灵的一类鼻病。中医学认为本病发生多因正气不足，伤风鼻塞反复不愈所致，亦可因长期不洁空气刺激，邻近病灶长期影响而发病，与肺、脾二脏功能失调关系密切，若病久则致气滞血瘀，鼻窍脉络阻塞，鼻塞加重。"鼻窒"一名，首见于《黄帝内经》，在《素问·五常政大论》中记载："大暑以行，咳嚏鼽衄鼻窒。"后世医家对鼻窒亦有论述，《素问玄机原病式·六气为病》中记载"鼻窒，窒，塞也……但见侧卧则上窍通利，下窍窒塞"，指出了鼻窒的主要特点。

头面为诸阳之会，鼻居面中，是血脉多聚之处，为阳中之阳，清阳之气从鼻窍出入，鼻通过经络与五脏六腑发生密切的联系。十二经脉之中除手少阳三焦经外，其余阳经皆循行于鼻部和鼻旁，而阴阳经脉相互连接，故阴经与鼻窍亦有相络，将鼻窍与全身五脏六腑紧密联系，故鼻的生理功能、病理改变与内在脏腑之变化关系密切。就鼻窒而言，其发生发展及证候表现，尤与肺、脾二脏功能失调密切相关。鼻居面部中央，而中央属土，正如《杂病源流犀烛》说："鼻为肺窍，外象又属土。"说明鼻与脾土关系密切。脾主统血，为气血生化之源，脾的盛衰，关系到鼻部血脉的盈虚与通气情况。脾气虚，气血生化乏源，则可导致鼻窒，正如《素问·玉机真脏论》中指出："脾为孤脏……其不及，则令人九窍不通。"王肯堂在《证治准绳》指出："若因饥饱劳役，损脾胃，生化之气既弱，其营运之气不能上升，邪塞孔窍，故鼻不利，而不闻香臭也。"因此，在鼻窒的治疗中，健脾益气，扶正固本的疗法可收到良好效果。

案例一

李某，女，23 岁，2013 年 1 月 16 日初诊。

主诉 反复鼻塞、流涕 10 年余。

现病史 患者平素饮食不规律，常熬夜，10 年余前出现鼻塞、流涕，反复发作，不伴头痛、打喷嚏、鼻干、嗅觉减退等症状。纳可，眠可，小便调，大便不成形，每日 2～3 次。

辅助检查 鼻腔黏膜慢性充血，双下鼻甲肥大，中鼻甲及中鼻道未窥见，总鼻道及下鼻道未见脓性分泌物，鼻中隔无明显偏曲。舌淡边有齿痕，苔白腻，脉弱。

中医诊断 鼻窒。

中医证型 脾虚湿蕴，邪滞鼻窍。

西医诊断 慢性鼻炎。

治法 健脾除湿，祛邪通络。

中药处方 补中益气汤加减。

柴胡 10g，黄芪 30g，陈皮 10g，炒白术 10g，升麻 10g，全当归 20g，生晒参 20g，黄连 3g，细辛 3g，白芷 10g，桔梗 20g，地龙 20g，枳壳 10g，瓜蒌皮 10g，黄芩 10g。

每日 1 剂，水煎 400ml，每日 3 次，饭后温服，共 7 剂。

2013 年 1 月 23 日二诊。

刻下症 自诉服药后诸症减轻，仍见鼻塞、流涕。大便不成形较前好转，每日 1 次，纳可，眠可。专科检查同前。舌淡红边有齿痕，苔白，脉细。

中药处方 效不更方，在前方基础上加减，去陈皮、黄连，加红曲 10g 兼收健脾与活血之效，远志 10g 祛痰利窍，乌梅 10g 酸涩敛涕。煎服法同前。再进 6 剂。

后患者的母亲来我科住院，称其药尽后诸症几除。

（本案摘自刘东震等.《中医眼耳鼻喉杂志》补土法治疗鼻窒 1 例及文献回顾）

按语

本案中，患者病程 10 年有余，症见鼻塞、流涕，检查可见鼻腔黏膜慢性充血，双下鼻甲肥大，中鼻甲及中鼻道未窥见，总鼻道及下鼻道未见脓性分泌物，鼻中隔无明显偏曲，符合中医"鼻窒"的诊断。患者平素饮食不节，加之起居失常，导致脾胃受损，脾胃为后天之本，化生气血，脾胃既虚，气血生化乏源，精气不能上输，终致鼻窍失养而发病，故见鼻塞不通。脾虚生化失职，加之饮食不适，水湿停聚鼻窍，可见流涕。脾虚水谷运化失常，故见大便不成形。李东垣在《脾胃论·脾胃胜衰论》中谓"饮食入胃，先行阳道，而阳气升浮也。浮者，阳气散满皮毛，升者，充塞头顶，则九窍通利也"。在《脾胃论·脾胃虚实传变论》中李东垣总结有"九窍者，五脏主之，五脏皆得胃气乃能通利"。李梴在《医学入门》中有言"又鼻塞久不愈者，必内伤脾胃""清气者，胃中生发之气也"。对应在鼻，即为脾的盛衰与鼻部血脉的盈虚有密切的关系，鼻生理功能的正常发挥有赖于脾气健旺。补中益气汤乃李东垣所创的补土派经典方，有益气升阳通窍之功。方中黄芪味甘，性微温，归脾、肺经，补中益气、升阳固表为君。柴胡为少阳引经药，其味辛、香，合升麻载药上行，宣通鼻窍。桔梗、枳壳佐黄芪通窍排脓。另以枳壳、黄连之苦泻降胃，以助恢复中焦升降之机。细辛、白芷助鼻窍之畅通。久病必瘀，故方中以地龙合当归活血通络。

案例二

赵某，男，28岁，2011年10月10日初诊。

主诉 反复鼻塞5年余，加重伴流白涕1个月。

现病史 5年来因受凉等原因引起鼻塞，呈交替性，流白黏涕，头胀，鼻音重，遇冷则加重，曾自服西药、中成药（药名不详）后症状缓解，但时轻时重，反复发作。近1个月来，又因受凉，上述症状加重。纳差，眠可，大便溏。既往体弱。全身一般情况可，面色无华，形体略瘦，舌淡红，苔白，脉弱。

辅助检查 鼻黏膜慢性充血肿胀，中、下鼻甲肿胀明显，色暗红，稍肥厚，鼻道有较多白色黏性分泌物。

中医诊断 鼻窒。

中医证型 气虚血瘀。

西医诊断 慢性鼻炎。

治法 益气活血，化瘀通窍除涕。

中药处方 黄芪20g，葛根12g，党参、白术、川芎、升麻、陈皮、茯苓、白芷、辛夷（包煎）、香附各10g，苍耳子8g，薄荷6g（后下）。

水煎服，每日1剂，共7剂。

2011年10月17日二诊。

刻下症 患者述鼻塞白天轻，夜间明显，流涕量明显减少，头胀、鼻音重减轻，大便已成形。专科检查：鼻黏膜肿胀减轻，中、下鼻甲变小，鼻道少量黏性分泌物。舌淡红，苔白，脉弱。

中药处方 上方去白芷，加丹参、路路通各10g。

水煎服，每日1剂，共7剂。

2011年10月24日三诊。

刻下症 患者自述，服完药后，鼻塞白天无，夜间偶有，不流涕，无头胀及鼻音，大便调。专科检查：鼻道已无黏涕。舌淡红，苔薄白，脉弱。

中药处方 前方去葛根、苍耳子、丹参，加当归、甘草各10g。

水煎服，每日 1 剂，共 7 剂。

3 个月后随访，未见复发。

（本案摘引自吴秦川.《陕西中医》补中益气汤治疗慢性鼻炎 83 例）

按语

慢性鼻炎属于祖国医学"鼻窒"的范畴。祖国医学认为鼻窒多为正气虚，邪未清所致，其病机与肺、脾二脏功能失调及气滞血瘀有关。因鼻为肺之窍，肺和则鼻窍通利，若肺气虚弱，卫气不固，外邪易犯肺卫，肺气失去清肃功能，以致邪滞鼻窍，鼻塞不通；而脾气虚弱，运化不健，失去升清降浊之职，湿浊滞留鼻窍，壅阻脉络，气血运行不畅也易致鼻塞不通。故外邪内伤均可致肺脾气虚，邪滞鼻窍，邪毒久留，血瘀鼻窍，气滞血瘀，从而使鼻黏膜及鼻甲肿胀，鼻塞不通，重者鼻甲呈桑椹状。中医治法宜益气活血，化瘀通窍除涕。治疗时，在补中益气汤基础上，去甘草、当归，增加了辛夷、苍耳子、香附、川芎等药物，以加强行滞化瘀、祛风除湿、化浊通窍的功能，并随症加减，灵活运用。方中黄芪、党参健脾补中，益卫固表；白术、陈皮、香附健脾理气，除湿利鼻；辛夷、苍耳子祛风透达，通利鼻窍；川芎行气祛瘀，疏通血脉；升麻升举阳气，清热解毒，引药上行。诸药合用，共奏健脾益气、活血化瘀、升阳通窍、祛风除湿之功效，临床疗效可靠。

案例三

王某，女，46 岁，1992 年 8 月 25 日初诊。

主诉　鼻塞、涕倒流逐渐加重 2 年余。

现病史　左侧鼻腔长期堵塞，潴涕逆吸，偏于左侧，从鼻腔上至百会、风府，旁及左侧头面、颈颌不舒，肌肤麻木，左侧眼眶胀痛，为时 2 年有余，逐渐加重，幸进展较缓慢。伴阵发性咳嗽，痰不多。多言之后，则发音失泽。左耳听力下降。以上情况在情绪失畅时更为严重。口腔有溃疡 2 年余。检查可见鼻甲肥大，收缩良好，右鼻后腔黏膜萎缩。舌根左侧见有浅在溃疡 1 个。咽后壁黏膜轻度萎缩，鼻咽未见明显异常。舌薄，苔腻，脉细。

中医诊断　鼻窒。

中医证型　脾虚湿聚，清阳不升。

西医诊断　慢性鼻炎。

治法　健脾祛湿，升阳通窍。

中药处方　六君子汤加味。

党参 10g，白术 6g，茯苓 10g，半夏 6g，陈皮 6g，升麻 3g，辛夷 6g，藿香 10g，佩兰 10g，甘草 3g。

水煎服，每日 1 剂，共 28 剂。

1992 年 10 月 16 日二诊。

刻下症 潺涕多而逆吸，左侧头面疼痛，左侧眼眶胀痛，咳嗽、鼻塞、不耐多言等症状已明显改善或消失。口腔溃疡也接近告愈。唯听力尚无进步，两腮有酸感。检查见鼻腔黏膜较干，口腔已无溃疡，咽后壁已滋润一些。舌苔薄，脉细。

中药处方 党参10g，白术6g，茯苓10g，百合10g，黄芪10g，山药10g，白扁豆10g，当归10g，白芍6g，甘草3g。

水煎服，每日1剂，共7剂。

（本案摘引自陈国丰等主编的《干祖望耳鼻喉科医案选粹》）

按语

干祖望治疗慢性鼻炎多从扶正固本、健脾通窍着手。《素问·至真要大论》曰："诸湿肿满，皆属于脾。"脾失健运，聚湿成痰，痰湿泛鼻，以致鼻腔肌膜肿胀，鼻甲胀大充盈鼻腔而鼻塞不通，鼻涕白黏量多。可见头昏头重、体倦乏力、大便软或溏、舌淡苔薄白腻、脉缓等脾虚湿困症状。干祖望常以党参、白术、茯苓、山药、白扁豆、甘草健脾益气，陈皮、半夏理气化痰，藿香芳香通窍。鼻居面中，为阳中之阳，是清阳交会之处，故又属清窍，需要清阳之气升腾濡养。若脾阳不振、升清失常，则浊邪郁积鼻窍不降，出现鼻塞不通、鼻甲肿胀，鼻腔见黄白色分泌物潴留。干祖望常以升麻等升举清阳之气，配合健脾益气化湿药物，收到宣通鼻窍的效果。

案例四

陈某，男，5岁，1999年6月4日初诊。

主诉 鼻塞流涕反复发作6个月。

现病史 患者6个月前感冒后出现双侧鼻塞，因未彻底治疗致鼻塞反复发作，时轻时重，伴流白浊涕，纳食欠佳。舌淡，苔白腻，脉濡。检查见鼻甲肿胀、色淡白。因服西药效果不佳，并出现头晕而要求中药治疗。

中医诊断 鼻窒。

中医证型 脾虚湿蕴，邪滞鼻窍。

西医诊断 慢性鼻炎。

治法 健脾益气，渗湿通窍。

中药处方 参苓白术散加减。

党参15g，黄芪15g，白术6g，怀山药15g，莲子6g，砂仁（后下）2g，石菖蒲6g，白芷7g，细辛3g，辛夷花（包煎）7g。

水煎服，每日1剂，共7剂。

1999年6月10日二诊。

刻下症 鼻塞明显好转，纳食可。检查见鼻甲仍稍肿胀、色淡红。

中药处方 守上方加乌梅4g，檀香3g。

水煎服，每日1剂，共5剂。

服药 5 剂而愈，后未见鼻塞复作。

（本案摘引自谢卫旭.《河南中医》参苓白术散加味治疗小儿鼻窒 80 例）

按语

鼻与肺相表里，为肺之门户，脾为后天之本，生化精气。肺脾共同作用生成营气、宗气，充体、固表御外，上滋养鼻窍。小儿幼稚之躯，"脏腑娇嫩，形气未充"，肺脾不足，抗邪乏力，易致邪滞鼻窍而鼻塞不利，长久难愈，流涕时作，鼻甲肿胀难消。故应以补益肺脾为主治其本，渗湿通窍治其标。参苓白术散具有健脾益气、渗湿之效，药性平和，加上黄芪、辛夷花、细辛等益气通窍之品，既加强益气之力，又能收到治标之功。故而参苓白术散加味能护小儿娇嫩之脏腑，补小儿未充之形气，并养胃气、实营气，阳气宗气上升则鼻疾痊愈。

案例五

付某，女，31 岁，2015 年 3 月 2 日初诊。

主诉　鼻塞反复发作 10 余年，加重伴头昏痛 5 个月。

现病史　患者高中时期体弱易感冒，曾患鼻炎，症状以鼻塞、通气困难为主，后服中药治愈未再发。仅每年三四月因街道女贞子树感鼻部不适。2014 年 10 月因感冒引起鼻炎再次发作，症以鼻塞为主，寻求西医治疗。西医诊断为鼻甲肥大。予以鼻部喷剂（具体不详），阿莫西林口服，通窍鼻炎颗粒口服，效果甚微。后再次感冒，诸症加重。现症：呼吸困难，无涕，无打喷嚏，眉骨部位昏沉感，头昏痛，受风后加剧，偶感口干，大便长期稀溏，舌淡红有齿痕，苔黄微腻花剥，脉滑。

辅助检查　鼻黏膜色红，表面光滑。

中医诊断　鼻窒。

中医证型　脾肺气虚，邪壅鼻窍。

西医诊断　慢性鼻炎。

治法　健脾益气，祛邪通窍。

中药处方　苍耳子散加味。

辛夷花 20g，苍耳子 15g，薄荷 15g，白芷 15g，细辛 6g，金银花 15g，连翘 15g，僵蚕 15g，白术 15g，党参 30g，茯苓 15g，牛蒡子 15g，桔梗 15g，射干 15g，藿香 15g，白蒺藜 15g，厚朴 15g，陈皮 10g，枳壳 15g，甘草 5g。

水煎服，每日 1 剂，共 3 剂，

2015 年 3 月 21 日二诊。

刻下症　服药 2 剂后即感鼻腔通畅，鼻塞好转，头昏明显，偶尔出现便溏现象，感疲乏。患者头昏仍显，应加重宣散祛风之力，大便仍有便溏，故应加重健脾化湿之力。

中药处方　前方去细辛，加蔓荆子 15g，藁本 15g，防风 15g，白豆蔻 15g，神曲 15g, 砂仁 10g, 炒麦芽 20g。

水煎服, 每日 1 剂, 共 5 剂。

2015 年 4 月 4 日三诊。

刻下症 鼻塞明显好转, 受风后不再似之前一样头痛加重, 大便质中。

中药处方 前方去蔓荆子、藁本、防风、金银花、牛蒡子、桔梗、射干、僵蚕、枳壳, 加炒山楂 20g, 巩固脾胃运化功能。

水煎服, 每日 1 剂, 共 4 剂。

随访患者诉服后便溏明显好转, 头昏显减, 鼻塞好转 60%, 呼吸通畅。

(本案摘引自马亦苑.《湖南中医杂志》陈天然治疗慢性鼻炎经验)

按语

患者既往有鼻炎病史, 现症见鼻塞、头昏痛, 加之体征, 可明确诊断为"慢性鼻炎"。脾肺气虚, 肺卫不固, 邪壅鼻窍, 故出现呼吸困难、鼻塞; 表虚卫外不固, 故受风后加剧; 风为阳邪, 上扰清窍, 故出现头昏痛; 脾虚湿困, 水液运化失常, 故出现大便稀溏; 舌边有齿痕, 苔腻, 脉滑均为脾肺气虚夹湿的表现, 故辨为脾肺气虚证。肺气虚则常感受风寒之邪, 机体失去抵御能力, 表现为反复外感、恶风; 脾虚则后天生化不足, 清气不能上扬, 湿浊内生, 表现为大便长期稀溏, 舌色淡。针对本病外邪入侵, 肺脾气虚, 鼻窍壅塞不通的病因病机特点, 以《严氏济生方》的苍耳子散为基础加味组方, 具体药味为辛夷花、苍耳子、白芷、薄荷、细辛、金银花、连翘、僵蚕、党参、白术、茯苓。方中辛夷花性温味辛, 其性上达, 可发散风寒, 芳香通窍; 苍耳子辛温宣散, 既能外散风寒, 又能通鼻窍, 苦燥湿浊; 白芷辛散温通, 宣利肺气, 升阳明清气; 薄荷轻扬升浮助辛夷花、苍耳子通窍之力; 细辛辛散温通, 芳香透达, 散风邪、化湿浊; 金银花、连翘清热解毒、消肿散结; 僵蚕祛风、化痰、散结; 党参归脾、肺经, 补脾益肺、益气生津; 白术健脾益气和中; 茯苓利水渗湿健脾。因患者病程较久, 在急性发作期以治疗鼻塞等症状为主, 患者呼吸通畅后则健脾利湿以扶养后天之本。鼻腔与咽腔相通, 鼻窍病变通常会引起咽腔不适, 即使患者咽腔未出现不适也应提前预防。

(向建文)

第二节　补土理论治疗变应性鼻炎

脾在五行属土, 脾和胃相表里, 胃亦属土; 鼻准居面部中央, 中央属土, 鼻准属土,《杂病源流犀烛》说"鼻为肺窍, 外象又属土", 故脾胃和鼻五行均属土。变应性鼻炎是耳鼻咽喉科的常见疾病, 是指特异性体质的人接触过敏原后引起的以鼻痒、打喷嚏、流清涕、鼻塞为主要临床特征的疾病, 中医学认为本病主要是由肺、脾、肾等脏腑虚损，正气不足，腠理疏松，卫表不固，风邪、寒邪或异气侵袭所致，其中最常见的证型是肺脾气虚型，治法是"培土生金"，故常用"补土"法治疗变应性鼻炎，现将相关的临床案例分述如下。

案例一

孔某，女，54 岁，2008 年 10 月 16 日初诊。

主诉　鼻痒、打喷嚏、流清涕、反复发作 10 余年，加重 3 天。

现病史　患者诉鼻痒、打喷嚏、流清涕 10 余年，每次鼻痒、打喷嚏后清涕较多，3 天前感冒后鼻痒、打喷嚏、流涕加重，清涕如水，服氯雷他定等抗组胺药均无效，甚为苦恼。现伴有轻度鼻塞，无头痛，偶有头部晕沉感，嗅觉无明显下降，无恶寒发热，平素怕冷，无口干口苦，无咽痛声嘶，无咳嗽咳痰，大小便正常。患者有荨麻疹病史 20 余年，平素常服用氯雷他定等药物。此次发病后自服氯雷他定等药无效，曾到外院就诊，医生建议用糠酸莫米松鼻喷雾剂等鼻用激素治疗，患者拒绝。舌淡边有齿痕，脉沉细。

辅助检查　鼻外观正常，双鼻翼皮肤稍红，双鼻腔黏膜色淡肿胀，鼻甲稍大，鼻腔可见较多水样分泌物。咽稍充血，双侧扁桃体不大，鼻咽光滑对称。

中医诊断　鼻鼽。

中医证型　肺脾气虚。

西医诊断　变应性鼻炎。

治法　健脾补肺，收敛止涕。

中药处方　参苓白术散加减。

党参 10g，白术 10g，茯苓 15g，炙甘草 5g，桔梗 10g，山药 15g，升麻 10g，陈皮 5g，诃子 10g，地龙 10g，薏苡仁 20g，徐长卿 15g。

水煎服，每日 1 剂，共 3 剂。温服，并嘱患者煎药 30 分钟后以药物蒸汽熏蒸鼻部。

2008 年 10 月 19 日二诊。

刻下症　患者复诊时诉用药后鼻部不适较前稍改善，但仍有较多清涕，颇为烦恼。查体同前，舌淡边有齿印，脉沉细。

诊断同前，辨证为肺脾肾虚兼有风寒，在上方基础上加用祛风散寒、温肺补肾之品。

中药处方　参苓白术散合温肺止流丹合缩泉丸加减。

党参 20g，白术 15g，荆芥穗 10g，蔓荆子 10g，山药 15g，乌药 15g，益智仁 15g，徐长卿 15g，茯苓 15g，诃子 10g，炙甘草 5g，桔梗 10g。

水煎服，每日 1 剂，共 3 剂。温服，并嘱患者煎药 30 分钟后以药物蒸汽熏蒸鼻部。

随访 患者服用3剂后觉清涕明显减少,鼻部症状改善,继续服用上方5剂而愈。之后2年,患者携亲友就诊时,告知鼻部症状发作清涕长流均自购上述方药使用,均效。

按语

首诊证候分析:缘患者禀赋特异,肺脾气虚,卫表不固,外邪侵袭,正邪相争,正气格邪外出,故见鼻痒、打喷嚏;"肺为水之上源",肺虚清肃失职,气不摄津,津液外溢,则清涕自流不收;脾主运化水液,脾气虚弱,水湿不运,停聚于鼻窍,故见鼻塞、清涕连连。脾气亏虚,清阳不升,故见头部晕沉感。正如《素问·玉机真脏论》"脾为孤脏……其不及,则令人九窍不通"。舌淡边有齿痕,脉沉细为肺脾气虚之证。

参苓白术散源自《太平惠民和剂局方》,方中人参易为党参,其与白术、茯苓健脾益气利湿,配山药以助其健脾益气,薏苡仁助白术、茯苓以健脾渗湿,桔梗宣肺利气、通调水道,又载药上行,以益肺气,寓"培土生金"之意。陈皮理气健脾,使气行则湿化,健脾而不滞。升麻可升举中阳,使清窍得养,地龙、徐长卿祛风止痒。

二诊证候分析:上述症状是在外感后诱发,隋代巢元方所著的《诸病源候论》曰:"肺气通于鼻,其脏有冷,冷随气入乘于鼻,故使津涕不能自收。"涕清稀如水样者,脾主运化,亦能统摄,脾的统摄功能是通过气来实现的,脾为气血生化之源,脾旺则气足,气能摄津,气虚统摄失职则多涕。金元时期李东垣所著的《脾胃论》曰:"肺者,肾之母,皮毛之元阳本虚弱,更以冬月助其冷,故病者善嚏,鼻流清涕,寒甚出浊涕,嚏不止,比常人大恶风寒,小便数而欠或上饮下便,色清而多大便不调,夜常无寐。"故该患者外邪侵袭后见清涕不止。患者已过"七七之年",肾精亏虚,肺肾俱虚,"肾者水脏,主津液"(《素问·逆调论》),肾中精气的气化功能对体内津液的输布和排泄、维持体内津液代谢的平衡起着重要的作用。由此可见,本案患者系因肾中精气亏虚,蒸腾气化失常,致气不化水,引起清涕多之症。

《辨证录》有言:"兹但流清涕而不腥臭,正虚寒之病也。热症宜用清凉之药,寒症宜用温和之剂,倘概用散而不用补,则损伤肺气,而肺金益寒,愈流清涕矣。方用温肺止流丹。"考虑该患者正虚感寒,正虚不仅表现为肺、脾气虚,还兼有肾气亏虚之证,治疗上宜温肺健脾补肾、祛风散寒,方选参苓白术散合温肺止流丹、缩泉丸加减。其中缩泉丸原为《妇人大全良方》中治疗膀胱虚寒所致的小便频数或遗尿不止之证,由益智仁、乌药、山药三药组成。《医学启源》则谓其能"治人多唾",举一反三,小便、唾、涕同属体内津液,益智仁温补脾胃、固精涩尿,乌药辛温行气,山药健脾补肾,均能助肾气化水而止涕。因此,方中重用党参,加茯苓、白术、炙甘草健脾益气利湿。另用诃子敛肺收涕,桔梗宣肺利气、通调水道,荆芥穗、蔓荆子疏散风寒、清利头目,徐长卿祛风止痒,加用固摄生津之品如益智仁、乌药、山药等,使涕敛而窍清。全方共奏温肺散寒、健脾温肾止涕之功。

案例二

宋某，男，17 岁，2016 年 8 月 18 日初诊。

主诉 鼻痒、打喷嚏、鼻塞、流清涕反复 2 年余，再发伴鼻塞加重 3 天。

现病史 患者 3 天前受凉后出现鼻塞明显，影响夜间睡眠，严重时需张口呼吸，时有头晕，嗅觉下降，伴有鼻痒、打喷嚏，清涕少，平素怕冷，容易腹泻，无恶寒发热，纳可，眠欠佳，二便调。舌淡边有齿痕，苔白，脉细。

辅助检查 鼻腔黏膜色淡，双下鼻甲明显肿胀，堵塞双侧鼻腔。2017 年外院变应原检测：尘螨（+），蛋黄（+），海鲜（+）。

中医诊断 鼻鼽。

中医证型 肺脾气虚。

西医诊断 变应性鼻炎。

治法 健脾益气，散寒通窍。

中药处方 补中益气汤合苍耳子散加减。

黄芪 15g，白术 15g，炙甘草 5g，白芷 15g，防风 10g，党参 15g，苍耳子 9g，路路通 15g，白蒺藜 15g，柴胡 10g，地龙干 10g，蔓荆子 10g。

水煎服，每日 1 剂，共 5 剂。煎药 30 分钟后药液连同药渣一起熏蒸鼻部，然后温服，并嘱患者避免服食生冷、油腻、鱼虾等腥荤之品；避风寒，并嘱患者增强运动，局部按摩迎香穴。

2016 年 8 月 25 日二诊。

刻下症 患者诉鼻塞白天明显好转，嗅觉下降较前改善，夜间仍有鼻塞，无头晕，遇冷偶有打喷嚏、流涕，纳眠可，二便调，舌淡红边有齿印，苔薄白，脉细。

中医证型 风寒之邪渐去，肺脾气虚为主。

治法 健脾补肺、益气通窍。

中药处方 补中益气汤合苍耳子散加减。

黄芪 15g，白术 15g，炙甘草 5g，白芷 15g，防风 10g，党参 15g，苍耳子 9g，路路通 15g，柴胡 10g，山药 15g，地龙干 10g，陈皮 5g。

水煎服，每日 1 剂，共 5 剂。用法及注意事项同前。

电话随访，患者服用上述药物后鼻部症状发作减少，在当地间断购买上方 2 剂服用，鼻部症状稳定，偶尔发作程度较前减轻。

按语

首诊证候分析：《素问·阴阳应象大论》言"清阳出上窍"，鼻为清窍，司呼吸、嗅觉，《严氏济生方·鼻门》亦言"夫鼻者，肺之所主，职司清化，调适得宜，则肺脏宣畅，清道自利"，《灵枢·脉度》说"肺气通于鼻，肺和则鼻能知香臭矣"，鼻为呼吸之气出入之门户，肺气通利，鼻窍通畅，呼吸之气出入才能畅利，嗅觉则灵敏。该患者感受风寒之邪犯肺，肺失宣降，上扰鼻窍，清窍被遏，遂出现鼻痒、打喷嚏、鼻塞、嗅觉下降、头晕等症状。患者平素易腹泻、舌淡边有齿痕是脾气虚之象，脾虚不能运化水湿，"湿盛则肿"，故见鼻甲肿胀，堵塞鼻腔；《素问·玉机真脏论》云："脾为孤脏，中央土以灌四旁……其不及，则令人九窍不通。"《脾胃论·脾胃虚实论》亦曰："胃气一虚，耳、目、口、鼻，俱为之病。"综上所述，本案病机为肺脾气虚、风寒上扰。

方中黄芪、党参、白术和炙甘草健脾益气，在补益脾土的基础上选用升阳之品（如柴胡），能迅速充养清阳之窍，恢复其清空之性；再加上白芷、苍耳子、路路通、地龙干行气通窍，防风、白蒺藜、蔓荆子祛风散寒、清利头目，全方共奏益气固表、祛风散邪通窍之效。用药的同时可配合运动、鼻部按摩以促进气血运行，利于鼻部症状缓解。

二诊证候分析：患者症状较前大为改善，说明前方切中病机，现患者以肺脾气虚为主，余邪未尽，故在前方基础上加减，上方去白蒺藜、蔓荆子；加山药健脾益气以扶正固本，同时少加陈皮以调畅气机，斡旋诸药。叶天士认为"鼻为清阳之窍，以通为用"，干祖望总结"诸窍空清统于土"，借鉴前人经验指导诊治鼻科疾病，"补土"通窍，志在气畅。

案例三

宋某，男，7岁，2017年3月9日初诊。

主诉 鼻痒、打喷嚏、鼻塞、流清涕反复2年余，再发3天。

现病史 患者3天前于植物园游玩后出现鼻痒，喷嚏频频，伴有鼻塞，鼻流清涕，时可见涕中带血，遇冷加重，嗅觉减退，时有头晕，无恶寒发热，纳一般，眠可，二便调。舌淡红，苔白，脉细。

辅助检查 鼻腔黏膜色淡，鼻甲肿胀，鼻腔可见较多清涕。变应原检测：尘螨（+），蛋黄（+），海鲜（+）。

中医诊断 鼻鼽。

中医证型 肺脾气虚，风寒侵袭。

西医诊断 变应性鼻炎。

治法 益气固表，散寒通窍。

中药处方 苍耳子散合四君子汤加减。

苍耳子8g，地龙8g，白术8g，炙甘草4g，白芷4g，防风8g，党参8g，紫草8g，细辛2g，藿香7g，白蒺藜8g，白芍8g。

水煎服，每日1剂，共4剂。加适量水煎为100ml，煎好后药液连同药渣一起熏蒸鼻部，然后温服，并嘱患者避免接触粉尘，不吃生冷之品、鸡蛋、鱼虾等，避风寒。

2017 年 3 月 16 日二诊。

刻下症　患儿诉鼻塞、打喷嚏、流涕好转，遇冷偶有发作，无鼻出血。纳眠可，二便调。舌淡红略胖，苔薄白，脉细。查体：鼻腔黏膜色淡，鼻甲轻度肿胀，鼻腔可见少量清涕。

中医证型　肺脾气虚，风寒侵袭。

治法　益气固表，散寒通窍。

中药处方　苍耳子散合四君子汤加减。

苍耳子 8g，白术 8g，地龙 8g，炙甘草 4g，熟党参 8g，白芷 4g，细辛 2g，茯苓 10g，防风 8g，白芍 8g，陈皮 3g，桔梗 5g。

水煎服，每日 1 剂，共 4 剂。加适量水煎为 100ml，温服。

随访　2 周后电话随访，患者服药后症状消失，近期鼻部症状无发作，嘱家属注意小儿日常调护，定期门诊复诊调理，不适随诊。

按语

首诊时证候分析：小儿"脏腑娇嫩，形气未充"，明代世医万全提出小儿"肝常有余，脾常不足""肾常虚""心常有余，肺常不足"，提示小儿肺脏娇嫩、卫外不足、易受邪侵的生理特点，加上肺之气有赖脾之精微充养，脾胃健旺，则肺卫自固，小儿脾亦不足，故肺气亦弱。禀质特异也是鼻鼽的发病基础，患儿对尘螨、蛋黄和海鲜均过敏，又加上肺脾虚弱，肺气不充，卫表不固，腠理疏松，外出后感受风寒之邪及异气，邪气犯肺，肺开窍于鼻，遂致鼻鼽，出现鼻痒、鼻塞、流涕、打喷嚏等症状。脾气亏虚，不能运化水湿和统摄血液，故见津液停聚鼻窍和涕中带血；舌淡红、苔白、脉细为肺脾气虚之征。

方中党参、白术、炙甘草健脾补肺以扶正，白芍收敛止涕，同时防止宣散太过伤及正气；苍耳子、白芷散寒通窍并助胃中清阳上行头脑、除湿散风，防风祛风解表，白蒺藜活血祛风，藿香芳香散寒化湿浊之气，诸药合用，祛风散寒，通利鼻窍；再以地龙疏风行气通络；紫草止血解毒；遇寒症状加重，说明肺中虚寒，故遇寒则内外合邪而加重，以细辛温肺化饮散寒，全方共奏益气固表、散寒通窍之效。

二诊患儿鼻部症状好转，说明前方切中病机，现患者仍有余邪未尽，舌淡红略胖，脉细为肺脾气虚之征，可继续在前方基础上加减。《素问·玉机真脏论》中云："脾为孤脏，中央土以灌四旁……其不及，则令人九窍不通。"肺脾气虚是鼻鼽的主要病机之一，健脾益肺是治疗鼻鼽的重要治疗法则，也是"缓则治其本"之体现。方中熟党参、白术、茯苓、炙甘草为四君子汤原方，旨在健脾益气以利湿；桔梗宣肺利气，通调水道，又载药上行，以益肺气，寓"培土生金"之意；同时加少许陈皮以调畅气机，斡旋诸药；再加上苍耳子、白芷、防风、细辛和地龙以祛风散寒、行气通窍。

案例四

陈某，男，15岁，2015年9月10日初诊。

主诉 鼻痒、打喷嚏、鼻塞、流清涕反复8年余。

现病史 患者2007年左右开始出现鼻痒、打喷嚏、流清涕，严重时伴有鼻塞，平素不觉怕冷，秋冬季节早晚若穿单衣则打喷嚏、流涕，近2年面部时有1~2个青春痘，面诊时未见明显青春痘，易腹泻，纳眠可，二便调。查体：鼻腔黏膜色淡红，双下鼻甲肿胀，鼻腔黏膜湿润。舌尖微红，边有浅齿印，苔白微黄，脉弦细。

辅助检查 2012年外院变应原检测：尘螨（++），曾做脱敏治疗2年。家长述患者易外感后咳嗽，近期患者准备参加知识竞赛，学习比较紧张。

中医诊断 鼻鼽。

中医证型 肺脾气虚，兼有肝郁。

西医诊断 变应性鼻炎。

治法 健脾疏肝，温肺固表。

中药处方 五指毛桃玉屏风汤合参苓白术散加减。

五指毛桃15g，白术10g，防风10g，白芷10g，辛夷花10g，党参10g，茯苓15g，白扁豆15g，怀山药15g，白芍10g，柴胡10g，蝉衣5g，炙甘草5g。

水煎服，每日1剂，共5剂。煎好后用药液连同药渣一起熏蒸鼻面部，然后温服。嘱患者避免服食生冷、油腻之品及鱼虾等；避风寒，并嘱患者坚持运动，每周至少运动4~5天，运动不宜太剧烈和感到疲劳，以微微出汗为度。

2015年9月17日二诊。

刻下症 患者诉鼻痒、打喷嚏、流清涕症状减轻，此次面诊时见额部2个青春痘，纳眠可，二便调。查体：鼻腔黏膜色淡红，双下鼻甲轻度肿胀，鼻腔黏膜湿润。舌尖微红，边有浅齿印，苔薄黄，脉弦。

中医证型 肺脾气虚，兼有微热。

治法 健脾补肺，益气通窍，兼凉血脱敏。

中药处方 五指毛桃玉屏风汤合参苓白术散加减。

五指毛桃15g，白术10g，防风10g，白芷10g，辛夷花10g，黄芩10g，茯苓15g，白扁豆15g，怀山药15g，旱莲草15g，柴胡10g，蝉衣5g，炙甘草5g。

水煎服，每日1剂，共5剂。煎好后用药物蒸汽熏蒸鼻面部，然后温服。余医嘱同前。

2015年9月24日三诊。

刻下症 患者诉天气转凉后鼻痒、打喷嚏，流清涕症状无明显加重，且服完中药后其痤疮情况较前明显改善。此次面诊可见痤疮色素沉着，纳眠可，二便调。舌淡红，边有浅齿印，苔薄白，脉细。

辅助检查　鼻腔黏膜色淡红，双下鼻甲轻度肿胀。

中医证型　肺脾气虚。

治法　健脾补肺、益气通窍。

中药处方　玉屏风汤合参苓白术散加减。

黄芪 15g，白术 10g，防风 10g，白芷 10g，辛夷花 10g，黄芩 10g，党参 10g，茯苓 15g，白扁豆 15g，怀山药 15g，柴胡 10g，炙甘草 5g。

水煎服，每日 1 剂，共 5 剂。煎好后用药物蒸汽熏蒸鼻面部，然后温服。余医嘱同前。

患者三诊用药后适逢国庆假期，嘱患者在国庆期间若症状无大变化，可继续服用三诊处方 1 周。国庆假期后其母亲因外感来诊，告知患者服完 4 周中药后鼻部症状明显缓解，因学业繁重暂不就医，建议每月服 1 周中药调理，根据患者身体情况选用上述三诊的其中一方。3 个多月后患者来诊，诉近 3 个多月鼻部症状偶有发作，程度较轻，不影响学习和生活。

按语

首诊证候分析：《素问·阴阳应象大论》说："西方白色，入通于肺，开窍于鼻。"《灵枢·五阅五使》说："鼻者，肺之官也。"鼻准属脾土。因中央属土，鼻居面之中央，鼻准又居鼻之中央，故居土位而属脾。如《杂病源流犀烛》说："鼻为肺窍，外象又属土。"肺主鼻，鼻为肺之窍，肺气通于鼻，肺气充沛，则肺鼻互相协调，完成其生理功能。鼻为呼吸之气出入之门户，故鼻窍通畅，呼吸之气出入畅利，则肺气通利，如《严氏济生方·鼻门》说："夫鼻者，肺之所主，职司清化，调适得宜，则肺脏宣畅，清道自利。"鼻居面中，为一身血脉多聚之处，脾统摄血液，又是气血生化之源，脾的盛衰，关系到鼻部血脉的盈虚与血液的运化情况，鼻的正常生理功能有赖于脾气的健旺。肺脾气虚，鼻窍失养，外邪从口鼻侵袭，凝聚鼻窍，则鼻痒、打喷嚏、流清涕、下鼻甲肿大；肺气虚弱，不能宣发卫气于肌表，则穿衣单薄时卫气不固而鼻部症状发作，易于外感后出现咳喘。肺主皮毛，肺气虚则肺的宣发失常，毛孔开合、代谢异常则易患痤疮。患者平素易腹泻、舌边有浅齿印是脾气虚之象；舌尖微红、苔白微黄、脉弦细，患者近期因准备参赛紧张，又因鼻鼽困扰而烦躁导致肝气郁滞。综上所述，考虑患者以肺脾气虚为主，兼有肝郁。

方中五指毛桃又称南黄芪，气香味甘，性微温，健脾补肺，行气利湿，补而不燥为君药，用五指毛桃补肺健脾，妙在五指毛桃补而不燥，补而不上火，最适宜于岭南炎热气候。因为岭南四季温暖，无寒冷之冬季，生活在此地域的人们容易"上火"而发生咽喉炎等，若用黄芪、人参之类，鼻鼽还未治疗好，又容易因过于温补而新增咽喉疼痛等不适，于病不利。方中又用党参、怀山药健脾益气，白术、茯苓、白扁豆健脾祛湿；辛夷花、白芷、防风疏散风邪、芳香通窍，共为臣药。患者脾土亏虚，加柴胡、白芍疏肝柔肝以防"木胜乘土"，防止肝木之过亢导致脾土更加亏虚；蝉衣息风祛敏，共为佐药。炙甘草以益气和中，调和诸药为使药。

二诊患者已完成比赛，但因参赛紧张导致肝郁化火，故见青春痘，舌尖微红，苔薄黄，脉弦。患者鼻部症状减轻，上方奏效，继续在上方基础上去党参、白芍，加黄芩和旱莲草以清热凉血。

后见患者舌淡红，边有浅齿印，苔薄白，脉细为肺脾气虚之征，天气转凉，易五指毛桃为黄芪，加党参以加强健脾补肺之力，温卫固表，患者鼻部症状减轻。

案例五

患者，女，39 岁，2013 年 12 月 13 日初诊。

主诉 反复阵发性鼻痒、打喷嚏、流清涕、鼻塞 10 年。

现病史 近 10 年常年发病，发病时伴眼痒、头晕头痛，恶风，腹部怕冷，暖则舒，大便溏，胃纳一般。舌质淡，苔白，脉细。查体：鼻腔黏膜淡红，双下鼻甲肿胀，少量水样涕。变应原测试：尘螨（++）。

中医诊断 鼻鼽。

中医证型 肺脾气虚。

西医诊断 变应性鼻炎。

治法 补益肺脾，祛风通窍。

中药处方 五指毛桃四君子汤合理中丸加减。

五指毛桃 30g，党参 15g，茯苓 15g，白术 10g，防风 10g，辛夷花 10g，白芷 10g，蝉蜕 10g，地龙 10g，炙甘草 6g，砂仁 10g，诃子 10g，干姜 10g。

水煎服，共 7 剂，每日 1 剂。

2013 年 12 月 20 日二诊。

刻下症 患者自觉鼻鼽症状减轻，有少量痰，大便变软，胃纳一般。舌质淡，苔白，脉细。查体：鼻腔黏膜淡红，双下鼻甲肿胀。

中医证型 肺脾气虚。

治法 补益肺脾，祛风通窍兼化痰。

中药处方 五指毛桃四君子汤合理中丸加减。

五指毛桃 30g，党参 15g，茯苓 15g，白术 10g，防风 10g，辛夷花 10g，白芷 10g，蝉蜕 10g，地龙 10g，炙甘草 6g，砂仁 10g，诃子 10g，法半夏 10g，陈皮 6g。

水煎服，共 7 剂，每日 1 剂。

2013 年 12 月 27 日三诊。

刻下症 患者自诉鼻鼽偶发，不影响生活，胃纳一般，二便调。查体：鼻腔黏膜淡红，双下鼻甲轻度肿胀，无引流。舌质稍红，苔白，脉细。

中医证型　肺脾气虚。

治法　补益肺脾，祛风通窍。

中药处方　五指毛桃四君子汤合理中丸加减。

五指毛桃 30g，党参 15g，茯苓 15g，白术 10g，防风 10g，辛夷花 10g，白芷 10g，蝉蜕 10g，地龙 10g，炙甘草 6g，砂仁 10g，诃子 10g，山药 30g。

水煎服，共 7 剂，每日 1 剂。

服药 7 剂后患者症状基本消除，嘱患者口服玉屏风颗粒，每次 1 包，每日 3 次，共 2 个月以巩固疗效。

（本案摘引自刘春松.《广西中医药》王士贞教授运用"补脾法"治疗虚寒型鼻鼽的经验）

按语

《脾胃论·脾胃虚则九窍不通论》云："真气又名元气，乃先身生之精气也，非胃气不能滋之。"《古今医统大全》云："夫元气、谷气、荣气、清气、卫气，生发诸阳上升之气，此六者，皆饮食入胃。谷气上行，胃气之异名，其实一也。"说明脾主疏泄、运化水谷，向上输布于肺，向下灌注于肾，脾气虚，失于运化，向上导致肺气虚，向下不足以灌溉于肾，导致肾元不足，因此，本病病位在肺，内因主要与肺、脾、肾气虚有关，而肺、肾气虚的根源是脾气虚，脾胃为五脏之本，是鼻鼽发病的重要原因。

患者鼻鼽反复发作数年，平素恶风、便溏，辨证为肺脾气虚，肺气虚则卫外失职，感受风寒之邪后肺失宣降，上扰鼻窍，清窍被遏，遂出现阵发性鼻痒、打喷嚏、流清涕、鼻塞、头晕头痛等症状。风邪上扰眼窍，故见眼痒。患者平素腹部怕冷，暖则舒，大便溏、舌淡苔白是脾气虚已伤及脾阳，脾虚不能运化水湿，"湿盛则肿"，故见双下鼻甲肿胀。

方中五指毛桃（甘，微温）健脾补肺，行气利湿，补而不燥为君药，重用五指毛桃补肺健脾，益气而不温燥，最适宜于岭南炎热气候。党参健脾益气，白术、茯苓健脾祛湿；干姜合党参（人参易党参）、白术、炙甘草为"理中汤"，能补益脾胃、温中散寒；辛夷花、白芷、防风疏散风邪、芳香通窍，以上诸药共为臣药。地龙、蝉蜕息风祛敏止嚏，地龙还有利水消肿（也可用于消鼻甲之肿）的作用；诃子收涩止涕，砂仁健胃且芳香通鼻窍，共为佐药。炙甘草益气和中，调和诸药，为使药。全方共奏补益肺脾，祛风通窍之功。

二诊时治疗有效，于上方去干姜，加法半夏、陈皮佐以化痰。

三诊治法对证，方药对法，疗效显著。前方去法半夏、陈皮，加山药以健脾补肾。患者症状基本消除，本次汤药服完之后嘱口服补益肺脾之中成药玉屏风颗粒，每次 1 包，每日 3 次，共 2 个月，以巩固疗效。

（罗秋兰）

第三节　补土理论治疗鼻衄

鼻衄，即血从清道出于鼻，亦即鼻出血，是耳鼻喉科的一种常见病证，多由鼻部外伤、鼻部疾患、高血压、维生素缺乏及伤寒等急性传染病引起，男女老少均可见。鼻衄可见于鼻腔任何部位，前端出血多见于鼻中隔，特别是利特氏区，临床上青少年占多数；中老年则以鼻腔后部出血为多见。

中医认为鼻衄主要由于肺、胃、肝火热偏盛，迫血妄行，以致血溢清道，从鼻孔流出而成鼻衄；亦有由气虚不摄或肾精亏虚所致者。轻者仅涕中带血或鼻腔内少量渗血；鼻衄严重者出血如涌，又称为"鼻洪"或"鼻大衄"；妇女月经期代偿性鼻出血称为倒经。由早期的《黄帝内经》到后世的《备急千金要方》等经典著作均对鼻衄有丰富的论述。《灵枢·百病始生》云："阳络伤则血外溢，血外溢则衄血。"《证治准绳·杂病》曰："衄者，因伤风寒暑湿，流动经络，涌泄于清气道中而致者，皆外所因。积怒伤肝、积忧伤肺、烦思伤脾、失志伤肾、暴喜伤心，皆能动血，随气上溢而致者，属内所因。饮酒过多，啖炙爆辛热，或坠堕车马伤损致者，皆非内、非外因也。"因此，鼻衄的原因除外伤外，主要病机有燥邪伤阴、肝火上扰、胃火炽盛、脾不统血、阴虚阳亢等。

鼻衄之偶作、量少，为易治之症；若反复发作为久衄或大衄，可引起昏厥、休克，或严重的急性贫血、慢性贫血，此为鼻衄之重症、难治之症。诚如《秘传证治要诀》所谓"曾病衄愈后，血因旧路，一月或三四衄，又有洗面而衄，日以为常"。唐容川在《血证论》中解释道："衄血久而不止，去血太多，热随血减，气亦随血亡矣。"可见鼻衄的反复和大量出血可伤及中气。中医认为脾胃虚弱，不能统血是反复鼻衄的主要成因。脾有统摄营血的作用，脾气旺盛，脉络致密，营血周游运行脉中，使其就范而且循环不息。脾气一虚，统摄失权，则血行不受统摄而外溢。故《类证治裁》曰："其思虑心脾，惊悸不眠……此治衄内因也。"

干祖望教授根据多年的临床观察，归纳出相关的辨证治疗心得："气虚脾不统血，鼻黏膜大多苍白，出血为渗出性，每次的出血量不多而频繁，反复不休。在理论上多谓血的颜色为淡而不红，但临床上肉眼无法作出这样的鉴别。出血不一定在利特尔区，有时甚至还找不到出血点。一般在疲劳、少寐的情况下，出血更加频繁。全身症状为病程漫长，神疲乏力，四肢惰重，头晕，食欲不振，大便偏稀，面色苍白不华。血常规多数提示有贫血现象，血小板亦多见减少。舌苔有无不一，舌质淡而胖嫩，有时有齿印，脉细、虚无力。"对于久治不愈，反复出血的虚证鼻衄，一般治宜补脾摄血。"常用代表方有归脾汤或止血归脾汤。常用药：党参、黄芪、白术、白芍、当归、生地黄、蒲黄、炒阿胶珠、牡丹皮、仙鹤草等"。当出现"鼻洪"，即患者血流如涌，多见面色苍白，口渴，乏力，冷汗淋漓，呼吸微弱，脉数无力，血压下降，并出现休克。此情况，中医称为"气随血脱"，干祖望教授提倡急取独参汤抢救，不能口服者鼻饲；并指出在用于抢救时，人参至少用 30g。如进服独参汤后无甚变化者，甚至四肢冰凉，神志迷糊，脉伏而打不到，汗出由冷而转如油者，这是虚脱，当急进参附汤，以回阳救脱。参附汤，即独参汤再加熟附子 30g，浓煎至 20～30ml，然后与独参汤混合灌饲。干祖望还指出，以上不论哪一个证、哪一个方剂，除独参汤、参附汤外，处方之际，一定还要予以加减取舍，并非原方照录，而其中更主要的是应该加入一些止血专用药物如血余炭、丹皮炭、地榆炭、阿胶之类。

广东省名中医李云英教授（干祖望教授弟子）认为鼻衄有虚实之分。实证者，病程短，偶发，多因肺胃热盛，迫血妄行，治宜泻火凉血；虚证者，病程长，缠绵不愈，多因脾气虚弱，血不归经，治宜健脾止血。

案例一

孙某，男，17 岁，1992 年 1 月 21 日初诊。

主诉　反复鼻衄 1 年余。

现病史　患者鼻出血量较多，曾因失血较多输血 400ml。近 3 天来出血反复，曾做过 5 次冷冻治疗，也未能控制出血症状。近来发现耳鸣。胃纳木然。质淡白，舌苔薄，脉大而数。检查：右侧利特尔区大面积及较深的溃疡 1 个，上有血痂。

中医诊断　鼻衄。

中医证型　脾气虚弱。

西医诊断　鼻出血。

治法　益气摄血。

中药处方　归脾汤加减。

黄芪 10g，紫河车 10g，党参 10g，山药 10g，苏子 10g，酸枣仁 10g，当归 10g，白芍 6g，阿胶 10g，甘草 3g。

水煎服，每日 1 剂，共 7 剂。

1992 年 1 月 28 日二诊。

刻下症　近 1 周未见出血。耳鸣暂息，胃纳依然木然。检查：右侧利特尔区溃疡已表浅许多，左侧也有些粗糙。苔薄黄，脉平。

中药处方　黄芪 10g，党参 10g，白术 10g，酸枣仁 10g，茯苓 10g，远志 10g，山药 10g，苏子 10g，木香 3g，甘草 3g。

水煎服，每日 1 剂，共 7 剂。另用黄芩油膏，外用涂鼻腔，每日 2 次。

（本案摘引自陈小宁、严道南主编的《国医大师干祖望耳鼻喉科临证精粹》）

按语

周年大衄，营血之亏，已不言而喻，同时利特尔区溃疡如此之深，亦属罕见。

宗中医"见血不治血"论点，取峻剂扶正，当然所谓扶正者，亦气血两补也。周旬不衄，当属佳事。但利特尔区病灶未除，病根依然存在，未可收手过早。

本例患者鼻衄经年不愈，出血量多，甚至已经到了输血治疗的地步，结合全身症状来看，属虚证无疑，舌脉皆为虚象之佐证。中医认为气为血帅，气摄血，干祖望认为这种鼻出血患者多是气血大损，血不易止，故治疗上应以"上必顾其脾肺，下必滋其肾元"为治则，正如《顾松园医镜》所载"末治之道，法当宽缓"，宜温宜补。因之遇到这种情况，应该大补气血，常用方有归脾汤。方中黄芪补气升阳，使得浊阴自降；党参、山药补益脾肺之气；紫河车为血肉有情之品，峻补元阳，填精益髓；当归、白芍、阿胶养血补血；苏子性降，能引血下行，气降则血自归经，同时又使全方补而不腻；甘草调和诸药；酸枣仁养心补血安神，心者火脏也，为百脉之主，水谷精微奉心而化赤，离宫不安亦能迫血妄行，故酸枣仁宁心有"先安未受邪之地"的意思，且酸枣仁合甘草乃酸甘化阴之意，阴血同源，阴生则血自生矣。综观全方，气、血、阳三者并补，而补阴则通过"酸甘化阴"这一途径加以化生，于无声处听惊雷，体现了干祖望不多用一味赘药的特色。药进7剂，患者耳鸣息、溃疡浅、出血止，这当然是有的放矢、方药对证的结果。但干祖望没有因此而沾沾自喜，而是审时度势，通过对利特尔区进行检查，发现溃疡虽表浅却仍然存在，目前的治疗成效好比只是把坑底垫高而非彻底填平，尚未彻底，所以额手称庆未免过早。二诊从峻补向平补过渡，治疗上更偏重调和脾胃和宁心安神。方中黄芪补气升阳；四君子功专益气；山药补脾养胃；木香理气和胃；酸枣仁、远志、茯苓养心安神；苏子降气止衄。

案例二

李某，男，9岁，2017年3月21日初诊。

主诉 反复鼻腔出血8个月余。

现病史 夜间睡眠时鼻出血，诉出血量较多，色鲜红，反复发作，时伴鼻塞；面色稍萎黄，纳差，易腹胀。舌质淡红，花剥苔，脉细弱。查体见鼻黏膜淡红，双侧利特尔区黏膜局部充血糜烂，均有少量血痂。

中医诊断 鼻衄。

中医证型 脾气虚弱。

西医诊断 鼻出血。

治法 健脾益气，摄血止血。

中药处方 四君子汤加减。

党参10g，茯苓10g，白术10g，山药10g，生地黄10g，牛膝10g，藕节炭10g，焦三仙（焦麦芽、焦山楂、焦神曲）各10g，白茅根15g，甘草9g。水煎服，每日1剂，共3剂。另用红霉素眼膏涂敷鼻腔，每日2次。

2017 年 3 月 21 日二诊。

刻下症　患儿偶鼻涕带血丝，鼻塞缓解，查体见鼻黏膜淡红，双侧利特尔区局部充血轻，无明显糜烂，无血痂附着。

中药处方　续上方 3 剂而愈。

按语

小儿具有脾常不足的病理特点。脾为统血之官，气为血帅，脾气虚弱，统血失司，气不摄血，血不循经，而离脉道，可致鼻衄。故小儿时期脾虚之鼻衄临床多见。在治疗上应辨清虚实，不可动辄泻火凉血，治以健脾益气为主，佐以止血，求治其本。只有健脾益气，补养后天，使脾气旺盛，统摄有权，血液归经，鼻衄自止。方中党参、茯苓、白术、甘草健脾益气；山药、焦三仙健胃消食；白茅根、生地黄解毒止血；藕节炭收敛止血；牛膝引血下行而不留瘀。诸药合用，健脾益气摄血而鼻衄可愈。此外，除药物治疗外，还要注意对小儿饮食的合理安排，禁忌辛辣、厚味、生冷食品。张振乔对鼻衄经常发作的患儿，应用健脾止血法治疗 120 例，收到较好的效果（显效占 80.0%），可见儿童鼻衄有其先天脾虚的特殊性。

案例三

张某，男，58 岁，2000 年 10 月 2 日初诊。

主诉　间歇性鼻衄 3 年。

现病史　间歇性鼻出血，出血时冷敷数分钟可止。5 天来双鼻孔反复出血，经冷敷 10 余分钟方可止血。且出血次数及量均呈增多趋势。鼻血色淡红，气短乏力，面色无华，少气懒言，动则汗出，食少便溏。舌淡，苔薄白，脉细弱。血常规示血小板计数 80×10^9/L，余未见异常。查体：双鼻利特尔区充血、糜烂，但无脓性或血性分泌物。

中医诊断　鼻衄。

中医证型　脾胃气虚，气不摄血。

西医诊断　鼻出血。

治法　健脾益胃，益气摄血。

中药处方　补中益气汤加减。

黄芪 20g，党参 15g，白术 10g，当归 10g，陈皮 10g，升麻 10g，柴胡 5g，甘草 5g，白茅根 15g，炒荆芥 10g，藕节 15g。

水煎服，每日 1 剂，共 3 剂。

2000 年 10 月 8 日二诊。

刻下症　鼻衄已止，唯觉鼻痒难耐。查体：利特尔区充血情况大有好转，无分泌物而略显干燥。

中药处方　黄芪 20g，党参 15g，白术 10g，当归 10g，升麻 10g，柴胡 5g，

甘草 5g，白茅根 15g，天花粉 15g，藕节 15g。

水煎服，每日 1 剂，共 3 剂。

2000 年 10 月 13 日三诊。

刻下症　暂无鼻出血，利特尔区红润光泽，血小板计数 120×10^9/L。

中药处方　黄芪 20g，党参 15g，白术 10g，当归 10g，升麻 10g，柴胡 5g，甘草 5g。

水煎服，每日 1 剂，共 3 剂。

随后一年余，因他病来诊，述再未因鼻衄而求医。

（本案摘引自梅国胜.《贵阳中医学院学报》补中益气汤临床应用举隅）

按语

本例患者脾气虚弱，统血失司，气不摄血，血不循经，脱离脉道，渗溢于鼻而致鼻衄。脾气虚弱故症见鼻血色淡红、量增多、面色不华、神疲懒言、动则汗出，舌淡，苔薄白，脉细弱。治宜健脾益胃，益气摄血。方用补中益气汤，加白茅根、炒荆芥、藕节等止血之品，以达益气养血、凉血止血之目的；取效后加天花粉生津且助当归活血以止痒。血既止，则可去凉血止血之品以防耗气，仍当健脾益气为主，使气旺而帅血，血循常道则衄疾得愈。补中益气汤治疗鼻衄的适应证是纯气虚不摄者，若有标实者则不能重用黄芪，否则有加重出血的倾向。

案例四

陈某，女，45 岁，2017 年 2 月 11 日初诊。

主诉　反复鼻腔出血 2 月余。

现病史　晨起洗脸时易有鼻出血反复、量少、色淡红，时伴鼻塞、流清涕、面色稍萎黄，时有体位性头晕，偶耳鸣，少许恶寒，无发热。舌质淡有齿印，苔薄白，脉沉细弱。查体见鼻黏膜淡白，双侧利特尔区黏膜局部充血糜烂，少许水样分泌物附着，无活动性渗血。

中医诊断　鼻衄。

中医证型　气血两虚。

西医诊断　鼻出血。

治法　健脾益气，补血摄血。

中药处方　八珍汤加减。

党参 10g，黄芪 10g，白术 10g，茯苓 10g，当归 10g，白芍 10g，熟地黄 10g，大枣 10g，阿胶 10g，白芷 10g，石菖蒲 10g，白及 10g，蒲黄 10g，甘草 9g。

水煎服，每日 1 剂，共 4 剂。另用红霉素眼膏涂敷鼻腔，每日 2 次。

2017 年 2 月 15 日二诊。

刻下症　患者鼻出血明显减轻，偶涕带少许淡红血丝，鼻塞、头晕、耳鸣缓解，四肢稍凉。查体见鼻黏膜淡红，双侧利特尔区局部充血轻，无明显糜烂，无血迹附着。

中药处方　党参 10g，黄芪 10g，白术 10g，茯苓 10g，当归 10g，白芍 10g，熟地黄 10g，红枣 10g，白芷 10g，石菖蒲 10g，白及 10g，蒲黄 10g，甘草 9g，桂枝 6g。

水煎服，每日 1 剂，共 3 剂而愈。

按语

中年女性劳累过度，兼气血易损渐虚。脾失健运，致脾气损伤，统血失司，血无所主而外溢，发为鼻衄。气虚血少，故面色稍萎黄，气虚伤阳、血虚无以濡养全身四肢故见恶寒或肢冷。在治疗上应以健脾益气养血为主，佐以引经摄血。处方以八珍汤加减，其中四君子汤加黄芪加强健脾益气之力；当归、白芍、熟地黄、大枣、阿胶均为养阴补血之品，其中当归还可以起养血而不留瘀的作用；白芷、石菖蒲为鼻窍引经药，桂枝可辅以升阳、引气血通达四肢，同时，白及、蒲黄收敛止血。诸药合用，健脾益气、补血摄血而鼻衄止。

案例五

杨某，女，23 岁，2016 年 10 月 11 日就诊。

主诉　经期鼻腔反复渗血半年余。

现病史　来月经前后容易鼻出血、量少、色淡红偶尔鲜红、反复发作，时伴鼻干口干，经前腹痛；面色苍白，形体消瘦，食欲不振，大便偏干。舌质淡暗、舌尖稍红，苔白薄少，脉细。查体见鼻黏膜淡红干燥，双侧利特尔区黏膜局部充血糜烂，下鼻甲可见少许陈旧血迹附着。

中医诊断　鼻衄。

中医证型　气虚营弱。

西医诊断　鼻出血。

治法　益气滋阴，摄血止血。

中药处方　四君子汤合顺经汤加减。

太子参 10g，白术 10g，茯苓 10g，当归 10g，生地黄 10g，白芍 10g，牡丹皮 10g，阿胶 10g，沙参 10g，黑芥穗 10g，旱莲草 15g，白茅根 15g，大枣 9g，甘草 9g。

水煎服，每日 1 剂，共 7 剂。另用红霉素眼膏涂敷鼻腔，每日 2 次。

经前 1 周连服，衄止、纳佳、便通而愈。

按语

妇女因经血耗损，常为阴血不足。而脾为气阴生化之源，脾盛则阴盛，津液得以生化濡养全身官窍；脾气旺则血行通畅，血循经脉。气阴虚损，血行不畅易瘀滞不通，不通则痛；气不摄血，血不循经而离脉道，可致鼻衄。所以在治疗上应气中求阴，以健脾益气、滋阴养血为法，佐以止血，求治其本。处方以四君子汤健脾益气，其中将党参换成太子参加强滋阴之力，顺经汤中生地黄、沙参、白芍滋阴收摄；当归、阿胶、牡丹皮养血不留瘀；酌以旱莲草、白茅根养阴止血。诸药合用，益气养阴摄血而鼻衄可愈。此外，妇女经期需要注意饮食禁忌，忌辛辣、生冷之品，以及慎起居、防风寒。

注　顺经汤

组成　当归（酒泡）五钱，大熟地（九蒸）五钱，白芍（酒炒）二钱，丹皮五钱，白茯苓三钱，沙参三钱，黑芥穗三钱。

功用　补肾调经和血。

主治　经前腹痛吐血。

用法　水煎服。

出处　《傅青主女科》卷上。

（陈彩凤）

第四节　补土理论治疗鼻渊

鼻渊是指以鼻流浊涕、量多不止为主要特征的疾病，常伴有鼻塞、头痛、嗅觉下降等症状。鼻渊有虚实之分，实证多因外邪侵袭所致，引发肺、脾胃、胆之病变；而虚证多因脏气虚损、邪气久羁所致，病程日久。鼻渊对应西医"鼻窦炎"一病，流行病调查显示其发病率为6.9%～27.1%，在我国的发病率约为8%。其虽然不是致命性疾病，但却显著影响着人们的生活质量。鼻窦炎有急性鼻窦炎、慢性鼻窦炎之分。急性鼻窦炎多起病急、病程短；慢性鼻窦炎多由急性鼻窦炎迁延而来，有反复发作、缠绵难愈的特点。本章讨论之"鼻渊"为"慢性鼻窦炎"。

鼻渊病名最早见于《黄帝内经》，在《素问·气厥论》中记载："鼻渊者，浊涕下不止也。"此病后世称谓繁多，如"脑崩""脑漏""控脑砂"等，后世医家对鼻渊也多有论述，如《诸病源候论》在谈到小儿鼻病时，指出"若气虚受风冷，风冷客于头脑，即其气不和，冷气停滞，搏于津液，脓涕结聚，即鼻不闻香臭。"《圣济总录》曰："夫脑为髓海，藏于至阴，故藏而不泻，今胆移邪热上入于脑，则阴气不固，而藏者泻矣，故脑液下渗于鼻，其证浊涕出不已。"《杂病源流犀烛·鼻病源流》曰："鼻渊其症，鼻流浊涕或稠涕若脓血，腥臭难闻，或流黄水，长湿无乾，久必头眩，虚运不已。"

鼻为肺系始端，与喉、气道相连，下通于肺；"肺气通于鼻"，鼻助肺行呼吸，司嗅觉，助发音，为肺脏的外窍。《灵枢·邪气脏腑病形》曰："十二经脉，三百六十五络，其血气皆上于面而走空窍……其宗气上出于鼻而为嗅。"由此可见，鼻与十二经脉气血关系密切，因此鼻的生理功能和病理变化与脏腑之间有着密切的联系。并且头面为诸阳之会，而鼻居面中，而中央属于脾土，《医学心悟》亦言"鼻准属脾土"。因此，鼻与脾土功能的关系更为密切。

案例一

蒋某，男，11岁，2016年11月5日初诊。

主诉 鼻塞、流涕1年余。

现病史 患儿鼻塞、流浊涕日久，汗多，口涎多，时时咳吐，喜用衣袖频频擦舌面，以至双侧袖口均见唾液痕迹。既往多次在其他医院就医，病情时有好转，但易反复。因父母骄纵，患儿平素喜生冷、寒凉之食。面色㿠白，胃纳一般，二便尚调。舌淡，苔薄白，脉濡细。

辅助检查 鼻腔黏膜稍红肿，双中鼻道见黏脓引流。

中医诊断 鼻渊。

中医证型 肺脾两虚，湿浊上泛。

西医诊断 慢性鼻窦炎。

治法 健脾益气，祛痰利浊。

中药处方 玉屏风散合二妙丸加减。

炙黄芪10g，白术10g，防风10g，太子参15g，羌活5g，苍术8g，黄柏3g，黄芩10g，藿香10g，法半夏8g，白芷8g，五味子10g，炙甘草5g。

水煎服，每日1剂，共7剂。嘱其禁食生冷、寒性食物。

2016年11月12日二诊。

刻下症 鼻塞好转，流涕减少，咳痰色白，汗出稍减。检查：双中鼻道未见引流。舌淡，苔薄白，脉濡细。

中药处方 前方去太子参、苍术、黄柏、黄芩，加党参10g，桔梗8g，陈皮3g，浙贝母8g。

水煎服，每日1剂，共7剂。

2016年11月19日三诊。

刻下症 患儿流涕减少，仍汗出，喜擦舌，纳谷不香。舌淡，苔白腻，脉濡细。

中药处方 前方去浙贝母、桔梗、羌活，加薏苡仁12g，神曲10g，钩藤8g，蝉蜕3g。

水煎服，每日1剂，共7剂。

2016年11月26日四诊。

刻下症 患儿擦舌动作减少，汗减少，口涎减少，胃纳尚可，大便稀溏。

中药处方 前方去钩藤、蝉蜕、神曲，改白术为麸炒白术10g，加补骨脂10g以健脾助阳止泻。

水煎服，每日 1 剂，共 7 剂。

2016 年 12 月 2 日五诊。

刻下症　患者用药后病情缓解，现因起居不慎后流涕清稀，并见晨起打喷嚏，鼻塞间作，吐痰色白。舌淡，苔薄白，脉濡细。

中药处方　四君子汤合不换金正气散加减。

党参 15g，白术 10g，茯苓 10g，陈皮 5g，苍术 10g，厚朴 10g，法半夏 10g，藿香（后下）10g，甘草 5g。

水煎服，每日 1 剂，共 7 剂。

按语

《黄帝内经》曰："鼻渊者，浊涕下不止也。"本例患儿鼻塞、流浊涕不止，检查见鼻道黏脓引流，符合"鼻渊"诊断。患儿素体虚弱，肺气不足，腠理不密，外邪滞留鼻窍，故见鼻塞、流浊涕；加之平素嗜食寒凉之物，脾气受损，故见胃纳一般；脾虚而失于健运，水谷精微生化乏源，故见面色㿠白；脾虚失摄，湿浊停滞鼻窍，故见流涕日久、口涎多；舌淡，苔薄白，脉濡细皆为气虚痰湿之象。故予健脾益气、祛痰利浊之法，方予玉屏风散合二妙丸加减。方中炙黄芪甘温，补脾肺之气兼可固表止汗，为君药；白术健脾益气，助黄芪益气固表之力，为臣药；《医方考》中云："白术、黄[芪]所以益气，然甘者性缓，不能速达于表……东垣有言，黄[芪]得防风而功愈大，乃相畏而相使者也。"故并用防风固表而不留邪；流浊涕日久，加苍术、黄柏、黄芩以燥湿化痰，羌活、藿香、法半夏、白芷以祛湿利浊，五味子收敛以防清利太过伤正气。二诊时患儿鼻塞好转，流涕减少，肺脾气虚之象仍在，易太子参为党参以增健脾益气之力；去苍术、黄柏、黄芩，因见"咳痰色白"，加桔梗、陈皮、浙贝母以化痰利咽。三诊时患儿流涕减少，仍见汗出、纳谷不香、苔白腻，考虑为痰湿停聚，中药予去浙贝母、桔梗、羌活，加薏苡仁、神曲芳香醒脾、健脾和胃，加钩藤、蝉蜕清热祛风除烦，以减少擦舌动作。四诊时症见大便稀溏，改白术为麸炒白术以增健脾补土之力，加补骨脂以健脾助阳止泻。以上四诊均在健脾益气基础上，根据刻下症状进行药味加减，治疗后患儿病情稳定，疗效尚可。其后患儿感邪再发，予健脾益气、理气化痰为法再行治疗。

案例二

张某，女，69 岁，2015 年 11 月 4 日初诊。

主诉　流涕反复 3 年，加重伴流黄黏涕 10 天。

现病史　患者 3 年前开始反复流涕，无鼻痒、打喷嚏，时有嗅觉下降。患者间断自行买药服用，未行系统诊治，病情迁延难愈。10 天前劳作后开始流涕黄黏加重，并伴头痛，双眉弓胀痛，无发热。患者为体力劳动者，平素工作辛劳，纳、便调，睡眠可。舌质淡红，苔白腻，脉弦细。局部检查：鼻黏膜充血，双下鼻甲充血肿大，双侧鼻道未见明显分泌物，双额窦区叩击痛（+）。

　　辅助检查　鼻窦 CT：双侧上颌窦、双侧筛窦、左侧额窦炎症，双下鼻甲肥厚。

　　中医诊断　鼻渊。

　　中医证型　脾虚失运，邪滞鼻窍。

　　西医诊断　慢性鼻窦炎。

　　治法　健脾益气，散邪通窍。

　　中药处方　参苓白术散合通气散加减。

　　白芷 15g，辛夷 10g，石菖蒲 10g，地龙 10g，党参 10g，白术 15g，白扁豆 10g，山药 15g，茯苓 10g，陈皮 5g，法半夏 12g，柴胡 10g，川芎 5g，香附 10g，炙甘草 5g。

　　水煎服，每日 1 剂，共 6 剂。

　　2015 年 11 月 12 日二诊。

　　刻下症　患者述头痛明显减轻，流涕，偶咳痰色白。舌质淡红，苔白腻，脉细。

　　中药处方　前方加桔梗 10g，紫苏子 10g。

　　水煎服，每日 1 剂，共 6 剂。

　　随访　患者服用 6 剂后觉头痛明显减少，黄涕转白色，予上方继续服用 5 剂而愈。未再续诊。

按语

　　患者流涕黄黏、头痛，时伴嗅觉下降，符合"鼻渊"诊断。其平素劳作过度，损及脾胃，脾虚则运化失常，气血化生不足而鼻窍失养，加之脾虚无以升清降浊，故见湿浊停聚，流涕不止。外感风邪循经上犯，气血壅阻鼻窍，不通则痛，故见头痛、双眉弓胀痛；邪滞鼻窍，气血不畅，故见双下鼻甲充血肥大；舌质淡红、苔白腻、脉弦细为脾虚失运、邪滞鼻窍之象。四诊合参，予参苓白术散合通气散加减。《太平惠民和剂局方》所载的参苓白术散，以参、术、苓、草四君子平补脾胃，白扁豆、山药甘淡以健脾渗湿；通气散则出自王清任的《医林改错》，此方本为治疗"肝郁气滞，耳聋不闻雷声"，而此患者头痛、脉弦，亦为肝气不舒、清窍郁闭之象，此处取用其疏利肝胆、辛温开窍之功，以畅气机、解气郁、通清窍；更加陈皮、法半夏、石菖蒲化痰利浊，白芷、辛夷通利鼻窍，地龙通络，全方共奏健脾益气，散邪通窍之效。

　　二诊时，患者鼻部症状好转，同时又见咳痰色白，此时加入桔梗宣肺祛痰，加紫苏子降气消痰，一升一降，肺气宣畅，而咳痰自止。另外，桔梗为手太阴肺经的引经药，如舟车载诸药上行，达上焦以宣肺气，亦取"培土生金"之意。

案例三

　　熊某，女，40 岁，2017 年 5 月 23 日初诊。

　　主诉　晨起涕倒流多年，加重伴嗅觉下降 1 月余。

现病史 患者晨起涕倒流反复，咳痰黏，嗅觉欠佳。既往鼻息肉病史。6 年前患者在外院行"鼻窦开放+鼻息肉摘除术"，术后规律复查，鼻部症状好转。近 1 个月涕倒流加重，伴嗅觉下降，双耳疼痛并听力下降 2 天，胃纳一般，大便烂，常倦怠乏力。舌质淡红，苔白腻，脉沉。局部检查：双中鼻道未见引流，鼻咽部光滑，未见分泌物。治疗上，患者近 2 周于西医院多次就诊，现已使用头孢菌素、泼尼松、黏液促排剂等口服及糖皮质激素鼻腔用药 2 周余，流涕、嗅觉下降未见改善，2 天前出现双耳疼痛。且目前并发妇科真菌感染。

辅助检查 外院鼻内镜检查：双侧筛窦、上颌窦开放好，双侧筛窦区多个囊泡，右侧嗅裂区息肉。

中医诊断 鼻渊。

中医证型 气血不足，邪毒留滞。

西医诊断 慢性鼻窦炎。

治法 益气补血，补托排脓。

中药处方 托里消毒散合参苓白术散加减。

党参 15g，白术 10g，炒白扁豆 15g，蒸陈皮 10g，山药 15g，炙黄芪 15g，当归 5g，砂仁（打碎后下）5g，木香（后下）10g，桔梗 15g，皂角刺 10g，鱼腥草 10g，炒薏苡仁 15g。

水煎服，每日 1 剂，共 7 剂。

2017 年 6 月 1 日二诊。

刻下症 涕倒流、咳黏痰仍多，嗅觉稍好转，无耳痛。

中药处方 前方加地龙 10g，冬瓜子 20g，法半夏 15g 以通络化痰。

水煎服，每日 1 剂，共 7 剂。

2017 年 6 月 10 日三诊。

刻下症 黏痰减少，嗅觉基本恢复。

中药处方 予前方损益一二巩固疗效。

按语

患者外邪屡犯，耗伤肺卫之气，加之久病失养，脾气虚弱，故见长期流黏涕；脾失健运，故见纳便失常、倦怠乏力；清阳不升，痰浊凝滞，蒙蔽鼻窍，故见嗅觉下降；邪气循经上犯，结于耳窍，故见双耳疼痛、听力下降；久病失治，气血耗伤，邪毒留恋，故患者病证经久不愈；舌质淡红、苔白腻、脉沉皆为气血不足、邪毒留滞之象。结合现代医学，本案已予抗感染、抗炎、促排治疗，效果欠佳；且患者同时合并妇科真菌感染，不宜继续使用抗菌药和激素。故患者情绪焦虑，前来寻求中医治疗。结合目前病情，嘱患者口服激素逐步减量，停余诸药，加口服中药汤剂治疗。案中所用托里消毒散出自《外科正宗》，主治"痈疽已成，不得内消"，参苓白术散则主治"脾虚挟湿"。本例患者证属气血不足、邪毒留滞，两方合用以行益气补血、补托排脓之效，补益气血与托毒排脓合用，使正气足而祛邪有力，余毒外泄而疾病得愈。现代医学擅长细分、微观化，过细的分科使医生难以把握全局，容易"顾此失彼"，在临床治疗上难免有"按下葫芦浮起瓢"之虞。此例以中西医结合治疗效果满意，体现了中医"整体观"辨证论治的优势，能够兼顾整体与局部。因此临床上常有患者发现自己在接受中医治疗过程中，"没有告知医生的症状"也同时改善了，正体现了中医治疗的整体优势。

案例四

凌某，男，5岁，2017年11月4日初诊。

主诉 鼻塞、流涕反复1年余。

现病史 患儿约1年前因外感出现鼻塞、流涕，时打喷嚏，平卧时明显，纳一般，大便干。舌淡红，苔白腻，脉细。

辅助检查 双鼻甲肿大，鼻腔未见明显分泌物，咽后壁见黏涕挂流。

中医诊断 鼻渊。

中医证型 脾气虚弱。

西医诊断 慢性鼻窦炎。

治法 健脾利湿，利浊通窍。

中药处方 四君子汤加减。

太子参5g，白术8g，山药5g，茯苓8g，陈皮3g，白芷6g，辛夷6g，石菖蒲8g，紫苏子6g，冬瓜子8g，炒莱菔子10g，枳实10g。

水煎服，每日1剂，共7剂。

用药后患儿鼻塞稍好转，嘱其续服原方3剂。

按语

《素问·玉机真脏论》中指出："其不及，则令人九窍不通。"患儿脾气虚弱，健运失职，湿浊停聚鼻窍，故见鼻塞、流涕；病程日久，余邪留滞，困于清窍，故见鼻甲肿大。脾虚则运化乏力，湿浊上犯，故见咽后壁黏涕挂流。舌淡红、苔白腻、脉细为脾虚湿困之象。四君子汤，主治脾胃气虚证，该方出自《太平惠民和剂局方》，为后世诸多补脾益气方剂的基础方。此例中因患儿体弱，故以太子参易党参以益气扶正，取其药性平和，长于补脾胃之气；并加山药以增健脾补肺之力。胃纳一般、舌苔白腻等，为脾胃虚弱、积食难消之象。故方中用陈皮、炒莱菔子、枳实健脾和胃、化痰消食，紫苏子、冬瓜子、石菖蒲化痰利浊通窍。

案例五

梁某，女，4岁，2018年3月4日初诊。

主诉 鼻塞流涕、睡眠打鼾半年。

现病史 鼻塞半年，流涕少，多次于"感冒"后出现，伴睡眠打鼾，形体偏瘦，纳便尚可；多次外院诊断为"鼻窦炎""腺样体肥大"，间断使用抗生素、鼻用血管收缩剂等治疗，停药后"感冒"易反复。舌淡红，苔白，脉细滑。

辅助检查 内镜检查示腺样体肥大。双鼻腔黏膜淡红，未见引流。

中医诊断 鼻渊，鼾症。

中医证型 脾虚痰浊凝聚。

西医诊断 慢性鼻窦炎，腺样体肥大。

治法 益气健脾，消积散结。

中药处方 四君子汤加味。

党参 8g，白术 8g，茯苓 10g，白芷 8g，蝉蜕 4g，陈皮 5g，冬瓜子 15g，地龙 8g，鸡内金 10g，桔梗 8g，细辛 1g，甘草 1g。

水煎服，每日 1 剂，共 5 剂。

2018 年 3 月 8 日二诊。

刻下症 患儿打鼾减轻，近日鼻塞、流涕，咳嗽、咳痰；检查鼻腔未见引流，咽后壁未见分泌物附着。舌淡红，苔白，脉细滑。

中药处方 前方加苍耳子 8g，炒薏苡仁 15g，藿香（后下）8g，去党参。

水煎服，每日 1 剂，共 5 剂。

2018 年 3 月 13 日三诊。

刻下症 患儿间断打鼾，现无鼻塞、无流涕。查体、舌脉同前。

中药处方 前方去细辛、炒薏苡仁、藿香，予加党参 8g，白芍 10g，稻芽 15g。

水煎服，每日 1 剂，共 5 剂。

按语

本例小儿鼻塞流涕、睡眠打鼾，内镜检查提示腺样体肥大，诊断明确。腺样体肥大的儿童，鼻渊发作更为频繁。患儿素体虚弱，脾气不足，痰湿停聚故致气道狭窄，症见睡眠打鼾、鼻塞。脾虚失运，湿聚为痰，且不能运化水谷精微，故见流涕、腺样体肥大及形体偏瘦。舌淡红、苔白、脉细滑亦为脾虚痰浊凝聚之证。故本案首诊中药汤剂予四君子汤加消积散结之品，以行健运脾土兼以化痰之效。二诊时患儿仍鼻塞、流涕，予加苍耳子、炒薏苡仁、藿香以利湿通窍，并去党参避免加重中满邪实。三诊时患儿打鼾好转，已无鼻部不适，处方去细辛、炒薏苡仁、藿香；而脾胃虚弱本质犹存，予加党参、白芍、稻芽。

（林文敏）

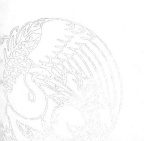

第六章 补土理论治疗咽喉病案例

第一节 补土理论治疗喉痹

喉痹是指因外邪侵袭，壅遏肺系，邪滞于咽，或脏腑虚损，咽喉失养，或虚火上灼所致咽部红肿疼痛，或以干燥、异物感、咽痒不适为主要临床表现的咽部疾病。临床上喉痹有急喉痹及慢喉痹之分，急性发作者为急喉痹，其病因多为风热邪毒所致，而病程较长，久治不愈者多为慢喉痹，本章讨论之喉痹为慢喉痹。喉痹病名首见于《黄帝内经》，在《素问·阴阳别论》中记载："一阴一阳结，谓之喉痹。"后世医家对喉痹亦有论述，如《伤寒论》说："伤寒先厥后发热，下利必自止，而反汗出，咽中痛者，其喉为痹。"张仲景以"咽痛"释喉痹。清代余二田在《喉症指南》中说："凡喉间肿痛，统名之曰喉痹。"清代程钟龄《医学心悟》指出："喉痹，痹者，痛也。"

咽喉是人体气体、食物交通出入的重要门户，而且是人体经脉循行交汇之所。喉通天气，咽通地气，十二经脉之中，除手厥阴、足太阳之脉外，皆循行通达于咽喉，因此咽喉之生理功能和病理变化，均与五脏六腑有着极为密切的联系。就喉痹而言，其发生、发展及临床证候表现，多涉及肺、脾、肝、肾等脏腑功能失调，但与脾土功能失调关系尤为密切。脾主运化，足太阴脾经上膈挟咽，连舌本。因阴阳升降之枢在脾胃，而阴阳升降之要道在咽喉，因此咽喉需得脾气的输布，其生理功能才能正常，呼吸和饮食得以顺畅；而咽喉生理功能健全，脾胃才能完成其消化吸收、输布之功，故咽喉与脾胃互为表里，生理病理关系密切。正如《诸病源候论》云："喉咽者，脾胃之候，气所上下。"因此，在喉痹的临床治疗中，顾护脾土显得尤为重要。

案例一

李某，女，55岁，2003年4月10日初诊。

主诉 咽干，异物梗阻感2月余。

现病史 2个多月前发作咽干咽痛，如有物哽，已经在其他医院就医，服药1个月有余，多为清热解毒、利咽消肿之品亦配合抗生素、口含剂、雾化剂等。服药后症状不轻反重，愈加焦躁。因写作平素经常过度思虑，长期睡眠不佳，饮食亦不规律，近期更因情绪不佳，导致饮食更差。望诊：面白无华，神态疲惫焦虑，烦躁不安，坐立不宁。闻诊：略有口气，语音时高时低，语言欠逻辑。局部检查：咽部黏膜慢性充血略显淡红，咽后壁较干燥并可见小血管扩张，下咽部无异常。舌质略淡，舌边齿痕不重，苔白、中部腻，脉弦滑少力，左关略强，右关略沉。

中医诊断 喉痹。

中医证型 脾虚肝郁，痰浊结聚。

西医诊断 慢性咽炎。

治法 健脾疏肝，和胃利咽。

中药处方 逍遥散加味。

柴胡 10g，白芍 15g，茯苓 20g，当归 6g，炒白术 10g，薄荷 3g，生姜 10g，甘草 6g，砂仁 6g，泽泻 15g，枳壳 10g，炒白扁豆 10g。

水煎服，每日 1 剂，共 3 剂。嘱其暂停写作，适当运动。

2003 年 4 月 17 日二诊。

刻下症 自觉咽部症状明显好转，亦可平静对话，睡眠尚可，苔腻显著减轻。

中药处方 前方去当归，柴胡改为 6g，加党参 10g。

水煎服，每日 1 剂，共 3 剂。

服药后患者症状消失，恢复正常工作。

[本案摘引自刘大新.《中国临床医生杂志》喉痹（虚证）与脾胃的关系]

按语

本案中患者病程 2 月余，症状为咽干咽痛，咽异物感，检查可见咽部黏膜慢性充血，符合中医"喉痹"的诊断。患者的职业为作家，平素经常过度思虑，而且因写作长期睡眠不佳，饮食亦不规律。近期更因情绪不佳，导致饮食更差。"思则气结"导致气机郁滞，脾脏在中焦、斡旋气机，脾脏功能受损尤其严重，表现为"思伤脾"，故《素问·阴阳应象大论》中有"脾……在志为思，思伤脾"之说。而在《类证治裁·不寐》中有"思虑伤脾，脾血亏损，经年不寐"的记载，指出不寐可由思虑过度引发，同时饮食不节，亦可损伤脾胃，正如《医碥》中所述"……思则气结……为不眠，为中痞，三焦闭塞，为不嗜食，为昏瞀，为得后与气"。加之过用苦寒之品及使用抗生素等治疗，导致脾胃受损更甚，久治不愈，患者焦虑烦躁，致肝气郁结，横逆犯脾，导致脾胃更虚，脾运失健，聚湿生痰，痰浊阻滞气机，从而影响全身气机，耗损正气，化火伤阴，虚火上灼咽喉致咽痛咽干，痰浊壅阻咽喉，故见咽喉异物梗阻感；舌质略淡，舌边齿痕不重，苔白、中部腻均为脾虚，痰湿中阻之象，脉弦滑少力，左关略强，右关略沉为肝郁之象，故予健脾疏肝，和胃利咽之法，方予《太平惠民和剂局方》之逍遥散加味。方中柴胡疏肝解郁，使肝气得以条达，茯苓健脾利湿为君药；当归甘辛苦温，养血和血；白芍酸苦微寒，养血敛阴，柔肝缓急，为臣药；白术、泽泻、炒白扁豆、砂仁、枳壳行气健脾祛湿，使运化有权，气血有源；甘草益气和中，缓肝之急，为佐药。薄荷疏散郁遏之气，透达肝经郁热，生姜温胃和中，为使药。全方共奏行气健脾，疏肝解郁，祛湿利咽之效，3 剂即效，立竿见影，其后去当归，减柴胡量以防过用温燥伤阴，加党参以加强益气健脾之功，使后期脾土健旺，巩固疗效，患者痊愈，恢复正常工作。

案例二

蒋某，男，25 岁，1991 年 10 月 21 日初诊。

主诉 咽干、异物感 1 年余。

现病史 1 年前因感冒受凉而后发作咽炎。症见咽干而不求饮，伴难以用言语表达的不舒服，有时有异物感，清嗓，胸闷失畅，叹息始安片刻。怕冷，容易感冒，入冬鼻塞。检查：双扁桃体Ⅱ度，咽峡充血，右颌下区扪及指头大淋巴结一个。舌淡苔薄，舌体瘦但有齿痕，脉细。

中医诊断 喉痹。

中医证型 脾气虚弱。

西医诊断 慢性咽炎。

治法 益气健脾，清热利咽。

中药处方 四君子汤加减。

党参 10g，白术 6g，茯苓 10g，白扁豆 10g，山药 10g，玄参 10g，金银花 10g，百合 10g，枳壳 6g，甘草 3g。

水煎服，每日 1 剂，共 7 剂。

1991 年 11 月 5 日二诊。

刻下症 怕冷好转，左上齿酸楚，检查：咽峡充血已无，扁桃体Ⅱ度，左上齿叩痛，舌淡，苔薄白，脉平。

中药处方 党参 10g，白术 6g，茯苓 10g，陈皮 6g，山药 10g，百合 10g，昆布 10g，海蛤粉 15g，桔梗 6g，甘草 3g。

水煎服，每日 1 剂，共 7 剂。

1991 年 11 月 21 日三诊。

刻下症 咽干明显缓解，不舒服感也有所减轻，清嗓动作基本消失，胸膺闷感所存极微，牙齿酸感未除，畏寒情况改善很多。检查：扁桃体右Ⅱ度，左Ⅰ度，咽峡充血减轻，舌淡，苔薄白，脉平。

中药处方 党参 10g，白术 6g，茯苓 10g，白扁豆 10g，山药 10g，麦冬 10g，山豆根 5g，沙参 10g，芦根 30g，甘草 3g。

水煎服，每日 1 剂，共 7 剂。

患者服药后痊愈。

（本案摘引自黄俭仪.《2009 年全国中医耳鼻喉学术传承与研究学术研讨会论

文集》干祖望运用"补脾法"治疗慢性咽炎的临床体会）

按语

此案初投四君子汤，见效平平，非药无效，量未及也。原方稍事增损继服，其效颇著，乃药力已达病灶矣。二诊方以昆布、海蛤粉、陈皮、桔梗化痰软坚散结，效见即止，予麦冬、沙参、芦根、山豆根养阴生津利咽。

治疗慢性咽炎，干祖望创补脾一法，并非异想天开、标新立异。《素问·阴阳类论》早有云"喉咽干燥，病在土脾"，干祖望喻为：花卉枝叶枯槁之时，园丁一味浇水反使根柢糜烂，不如疏土透气，沐浴阳光。本案患者，不唯有慢性咽炎，且怕冷，易感冒，这是卫气失藩篱之故。张元素说"满座皆君子，一二小人自无容身之地"，意为"正气存内，邪不可干"。故初诊以补脾益气的四君子汤加味治疗，除四君子参、术、苓、草外，又益以山药、白扁豆补气渗湿健脾，百合、玄参养阴润燥，颇有百合固金汤之义，又佐以金银花清热，枳壳理气，使补而不滞。本方重在益气，使得"正胜邪自去"，所以二诊时，医者认为其"正气一充，诸邪逊色，咽部效益似不明显，但内科症状较占先，原旨再进，异攻散主之"。虽咽部症状改善不太明显，但其余浮邪已散失殆尽。此时考虑到患者扁桃体肿大，咽部充血不再，所以在补脾益气、养阴润燥的基础上去掉清热凉血之品，增加了味咸软坚的昆布、海蛤粉。三诊时，患者症状改善程度令人满意，故停止攻伐，没有猛追穷寇，而以补益为主，一来思虑攻伐日久，正气虚衰，先补为是；二来俟正气充沛，邪可自去。

案例三

刘某，男，66岁，2015年12月4日初诊。

主诉 咽异物感反复发作10年，咽痒、咳嗽、痰多半月余。

现病史 咽异物感反复发作，平素经常服用清热解毒类中成药，如牛黄解毒丸、清咽滴丸等。近日因感冒后，出现咽痒，咳嗽，有痰，易咳，色黄质黏，口淡，食少，二便可。检查：咽充血，双扁桃体无肿大，咽后壁少许淋巴滤泡增生，鼻咽检查不满意。舌淡红，苔微黄，脉弦。

中医诊断 喉痹。

中医证型 脾虚湿聚，痰热困结。

西医诊断 慢性咽炎。

治法 健脾祛湿，清热化痰。

中药处方 四君子汤合黄芩二陈汤加减。

党参15g，白术15g，茯苓15g，法半夏10g，陈皮10g，黄芩15g，北杏15g，僵蚕10g，浙贝母10g，桔梗10g，紫菀15g，甘草5g。

水煎服，每日1剂，共7剂。

2015年12月14日二诊。

刻下症 咽痒，异物感减轻，仍咳嗽，痰多易咳，色白质黏，口淡减轻，胃纳好转。检查：咽充血，双扁桃体无肿大，咽后壁淋巴滤泡增生。舌淡红，苔微黄，脉弦。

中药处方 前方去黄芩、浙贝母、桔梗，加胆南星10g，苏梗10g，瓜蒌皮10g。

水煎服，每日1剂，共7剂。嘱忌生冷、刺激之品。

2015年12月28日三诊。

刻下症 咽痒，异物感较轻，咳嗽减少，晨起痰多易咳，色淡黄质稀，检查：咽充血，双扁桃体无肿大，咽后壁淋巴滤泡增生。舌淡红，苔微黄，脉滑。

中药处方 前方去瓜蒌皮，加百部15g，以加强化痰之功。

水煎服，每日1剂，共7剂。

2016年1月8日四诊。

刻下症 已无咽痒及异物感，咳嗽少，痰少易咳，色白质稀，胃纳可，二便调。检查：咽无充血，双扁桃体无肿大，咽后壁少许淋巴滤泡增生。舌淡红，苔薄白，脉滑。

中药处方 党参15g，白术15g，茯苓15g，陈皮10g，山药15g，百合15g，炒薏苡仁15g，炒白扁豆15g，桔梗10g，法半夏10g，紫菀10g，甘草6g。

水煎服，每日1剂，共7剂。

患者服药后痊愈。

按语

干祖望治疗咽喉疾病多从脾胃入手，其弟子李云英教授亦重视脾胃在慢性咽炎治疗中的重要性。该患者平素常自服清热药物，久之苦寒伤脾，导致脾胃虚损，运化失司，聚湿生痰，郁久化热，兼之外感热邪，内外合邪，痰热上攻咽喉致咽异物感；口淡、食少乃中土脾虚之象；咽痒、咳嗽、痰黄为痰热困结之征。故本证为本虚标实之证，本为脾虚，标为痰热，治疗以标本兼治为原则，用四君子汤合黄芩二陈汤健脾祛湿，清热化痰。方中以四君子汤健脾益气，祛湿化浊，佐以二陈汤燥湿化痰，兼以黄芩、北杏、浙贝母、僵蚕、紫菀清热化痰，利咽止咳。全方切中病机，故诸症逐步缓解，后根据患者情况变化，予以加强化痰止咳之力，然始终以健脾补中为基础。经过系统治疗，诸症均已明显缓解，只余少许咳嗽、痰少，考虑余邪未了，因"脾为生痰之源"，故后期治疗停止攻伐，以补益中土为主，用参苓白术散加减治疗，令正气充沛，邪气自去。

案例四

林某，女，37岁，1991年8月8日初诊。

主诉 诉咽膈之间如有物梗，吐之不出，咽之不下。

现病史 患"梅核气"经年，中西药物治之不效（西药不详），中医曾用半夏厚朴汤或芩连栀豉汤，甚或归脾汤、八珍汤等治疗无效，以致形体日衰。近日因事嗔怒，情怀郁结不畅，且久治不愈，更增悲愁，故出现咽膈之间如有物梗，吐之不出，咽之不下，每餐只进软饭半碗，稍多则脘痞气胀，梗塞更甚。咽干口燥而不渴，大便4～5日一行，干结难出，夜烦不寐。舌暗红，苔薄黄略干，诊其脉细滑略数，两寸略浮。

中医诊断　梅核气。

中医证型　阴虚胃燥，痰热困结。

西医诊断　慢性咽炎。

治法　健脾益胃，润燥化痰。

中药处方　程氏启膈散加减。

北沙参20g，川贝母15g，茯苓15g，丹参10g，郁金10g，春砂壳5g，百合20g，木蝴蝶15g。

以此方为基础，随症加味：或加酸枣仁、小麦以安神，或加石斛、麦冬以养胃，或加谷芽、鸡内金以化滞，或加芦根、竹茹以清热，始终不杂一分香燥、一分温补。

10剂后，诸恙递减，2周后，能进食一碗，夜睡4小时。

1991年10月二诊。

刻下症　沉疴悉安，唯形体仍瘦，神气仍虚。

中药处方　处一养胃益肝之方善后，嘱每周煎服2～3剂。

西洋参10g，北沙参20g，麦冬15g，半夏10g，炙甘草5g，大枣10g，怀山药20g，石斛15g，白扁豆15g，玉竹15g，谷芽25g，陈皮5g。

1992年春节后，患者带一友人来诊，此时气旺神昌，体重增加12kg，人说其脱胎换骨云。

（本案摘引自何炎燊主编的《双乐室医集》）

按语

何炎燊主任，为广东省名老中医，东莞市中医院名誉院长，国务院批准为"有突出贡献中医药专家"。何老临床经验丰富，创立了肝、脾、胃并重的补土学说思想，其运用育阴潜阳法治疗各种疑难杂症，屡起沉疴，为岭南温病学的主要发扬者。此梅核气一病，以妇人多见，多因五志不遂，多从火化，自《金匮要略》用半夏厚朴汤主之，后世医家视之为治梅核气之主方，但用之多不效，因此方药性偏温燥，如痰热郁结者多不宜。就如同本例患者，脉症结合，痰热阻隔中焦，津气两伤，如入辛燥则助火，但加苦寒则伤气，皆不合拍，若谓其虚而投补更是火上添油，迁延日久，宛如大病。只宜用轻清流动、涤痰展气、通津之品，缓缓调之，故选用《医学心悟》之启膈散，程氏谓之："三阳结谓之隔，结，结热也，热甚则物干……而复以燥药投之，不愈益其燥乎？"故方中皆用清淡之品，以行气解郁，和中养胃。方中加百合以清养，木蝴蝶质轻而降，能宣肺涤痰，和胃清肝，用治气管咽喉诸疾有良效，今参入启膈散中，可增疗效。至于善后之方，仍当以养脾胃之阴为主，故用麦门冬汤加益脾阴之品，以冀患者能气旺津充，胃纳佳，脾运健。而医者及家人之善言安慰，使患者心情舒畅，树立战胜疾病之信心，亦是愈病之关键。

案例五

张某，男，43 岁，1964 年 8 月 17 日初诊。

现病史　后脑发麻发痛，多见于早餐后与午后。夜寐不安。上楼时心慌悸。近 2 个月喉头多黏痰，讲话时感咽中痛，喉科诊断为"慢性喉炎"，给予青霉素喷喉 4 日而炎症消除。近日又出现新的苦楚，咽中好似有物堵塞，胃口欠佳，大便次数多呈不消化样。舌净，脉细弦而紧。

中医诊断　梅核气。

中医证型　肝气郁结，气机不利。

西医诊断　慢性喉炎。

治法　疏肝行气，健脾化痰。

中药处方　半夏厚朴汤加减。

半夏 9g，川厚朴 4.5g，紫苏 4.5g，茯苓 9g，陈皮 4.5g，枳壳 4.5g，甘草 3g。

水煎服，每日 1 剂，共 5 剂。

1964 年 8 月 22 日二诊。

刻下症　服前方 5 剂，仅感到胃中舒服，而咽中有物堵塞如前，又去喉科检查，无所发现。舌苔薄腻，脉小弦。因其头痛肩酸，予前方加味。

中药处方　半夏 9g，川朴 4.5g，紫苏 4.5g，茯苓 9g，藁本 6g，蔓荆子 9g，羌活 4.5g。

水煎服，每日 1 剂，共 5 剂。

1964 年 8 月 27 日三诊。

刻下症　服完上方 5 剂，后脑发麻、发痛大减，咽中堵塞之物已消除，喉头黏痰也消除，夜眠转安，心慌悸也见减少。脉转缓和，舌净。患者要求原方再服几帖，以巩固疗效。

中药处方　半夏 9g，川朴 4.5g，茯苓 9g，紫苏 4.5g，生姜 2 片。

水煎服，每日 1 剂，5 剂。

1964 年 10 月 5 日，患者因感冒来诊，此次虽有咽痛与咳嗽，但无咽喉堵塞之感。此也证实以前用半夏厚朴汤治疗确实有效。

（本案摘引自张晶滢等主编的《夏仲方医案》）

按语

夏仲方为上海已故名中医，生前是蜚声国内外的中医名家。他医术精湛，在民国时期已扬名沪上，尤以善用、活用经方而为世人称道。本例患者自诉咽喉有物堵塞，脉细弦而紧，乃梅核气的典型症状。《金匮要略》中记载："妇人咽中如有炙脔，半夏厚朴汤主之。"因其病机多为七情之气郁，故半夏厚朴汤又称七气汤。但七情之气郁，男女均可见。夏先生遵循宗法立方，以半夏化痰开结、和胃降逆，川厚朴行气开郁、下气除满，紫苏宽胸畅中，茯苓健脾化痰，陈皮、枳壳理气化痰，甘草安中和胃、调和诸药。

（陈文勇）

第二节　补土理论治疗乳蛾

乳蛾是指因外邪侵袭，邪毒积聚喉核，或脏腑亏损，咽喉失养，虚火上炎所致的咽部疼痛，咽干不适、异物感，喉核红赤肿起，表面有黄白脓点为主要临床表现的咽部疾病。临床上乳蛾有急乳蛾与慢乳蛾之分，急性发作者为急乳蛾，多因外邪侵袭，邪毒聚喉核所致，而病程迁延，久治不愈者多为慢乳蛾，本章讨论之乳蛾为慢乳蛾。

"乳蛾"最早属于"喉痹"的范畴。《咽喉症类》曰："喉痹乃喉症之总名。"《喉症指南》曰："凡喉间肿痛，统名之喉痹。"《喉科秘钥》更明确指出："乳蛾、喉闭、缠喉风等症，皆名曰痹。"宋代以后乳蛾才逐渐从喉痹中分离出来。乳蛾的病名最早见于《儒门事亲》，其曰："结薄于喉之两旁，近外肿作，以其形似，是谓乳蛾。"根据病变部位、形态及病因病机不同，有单乳蛾、双乳蛾、连珠乳蛾、风热乳蛾、虚火乳蛾之称。

慢乳蛾的发生、发展及临床表现主要与肺、脾、肾等脏腑功能失调相关。急乳蛾迁延不愈，久病伤及肺肾，肺肾阴虚，邪热伤阴，阴液不足而咽旁失养，虚火上炎，久灼喉核而为病；或温热病后余邪未清而引发，肺肾阴液耗伤，咽喉失养，虚火上炎而为病；或久病脾胃虚弱，气血生化不足，喉核失养，邪毒客于喉核无力托毒而为病。咽喉为肺胃之门户，且脾主运化，为气机升降的枢纽。《诸病源候论》有："喉咽者，脾胃之候，气所上下。"故咽喉与脾胃关系密切。在临床上，乳蛾从脾胃论治，往往能够取得比较满意的疗效。

案例一

王某，男，35岁，2009年7月6日初诊。

主诉　咽干不适，异物感5年余。

现病史　咽痒、咽干不适，异物梗阻感，晨起明显，常需清嗓，口淡不欲饮，精神疲惫，脘腹满闷，纳食减少，眠尚可，小便可，大便偏烂。舌质淡，边有齿痕，苔白厚腻，脉滑细。检查：咽充血（＋），双扁桃体Ⅰ度肿大，表面附有黄白色分泌物。

中医诊断　乳蛾。

中医证型　脾胃虚弱。

西医诊断　慢性扁桃体炎。

治法　健脾祛湿，和胃利咽。

中药处方　六君子汤加减。

党参 30g，黄芪 30g，白术 15g，茯苓 20g，法半夏 10g，浙贝母 10g，厚朴 10g，桔梗 10g，砂仁 5g，玉米须 20g，陈皮 5g，炙甘草 5g。

水翻煎，再服，每日 1 剂，共 7 剂。

2009 年 7 月 13 日二诊。

刻下症　稍感咽痒，咽干，异物感减轻，精神好转，腹胀消失，胃口变佳，小便量稍多，大便质软成形。舌质淡红，齿痕不甚明显，苔白微腻，脉缓。

辅助检查　咽充血（＋－），双扁桃体Ⅰ度肿大，表面黄白色分泌物减少。

中药处方　前方去浙贝母、厚朴、玉米须。

水煎服，每日 1 剂，共 5 剂。

服药后，患者觉咽干不适及异物感大大减轻，咽痒消失。纳眠好，二便调。

按语

本案中患者病史有 5 年余，主要症状为咽干不适，异物感，检查可见咽部黏膜慢性充血，双扁桃体Ⅰ度肿大，符合中医"乳蛾"的诊断。患者病史已有 5 年余，久病不治伤及脾胃。《脾胃论·脾胃胜衰论》有："百病皆由脾胃衰而生也。"脾胃虚弱，则脾胃运化功能不足，故纳食减少，而纳食减少导致脾胃气血化生不足，又加重了脾胃虚弱。《素问·经脉别论》说："饮入于胃，游溢精气，上输于脾，脾气散精，上归于肺，通调水道，下输膀胱，水精四布，五经并行。"脾胃运化失职则体内水液积聚，聚而成痰湿之邪，痰湿之邪又反过来阻碍津液的正常输布，使咽失濡润滋养，故咽痒、咽干不适。水湿之邪阻碍津液气化，故口淡而不欲饮。痰湿之邪阻于喉核与咽关，再加上脾胃升降失宜造成的气机不畅，故有异物梗阻的不适感。《素问·阴阳应象大论》说："清气在下，则生飧泄，浊气在上，则生䐜胀。"《临证指南医案·脾胃门》有："脾宜升则健，胃宜降则和。"患者脾气虚弱不能升清，则浊气也不得下降，故精微不能上而滋养则精神疲惫，中有浊气停滞故见脘腹满闷，下有水湿之气下流故大便烂。舌质淡，边有齿痕，苔白厚腻，脉滑细，均为脾胃虚弱兼有痰湿之象。治以健脾祛湿、和胃利咽为法，予《医学正传》之六君子汤加减，方中党参、黄芪补气健脾为君；白术助参、芪补益脾胃之气，苦温健脾燥湿助运化，茯苓淡渗利湿健脾，法半夏燥湿，合浙贝母化痰散结，厚朴燥湿化痰，下气除满，玉米须合白术、茯苓健脾利水共为臣药；桔梗宣肺利咽，砂仁、陈皮理气化湿，健脾开胃为佐；炙甘草甘温益气，调和诸药为使。5 剂药后，湿邪大去，故原方去浙贝母、厚朴、玉米须，续服以加强补气健脾利咽之功，巩固疗效。

案例二

林某，男，55 岁，2012 年 5 月 10 日初诊。

主诉 咽部灼热、异物感 1 年余。

现病史 咽部干燥、灼热、异物梗阻感、微痛，有清嗓音。平素手足心热，盗汗，腰膝酸软，睡眠欠佳，纳食尚可，二便调。舌质干红，苔少微黄，脉细数。检查：咽充血（＋），双扁桃体Ⅰ度肿大，表面附有黄白色分泌物。

中医诊断 乳蛾。

中医证型 肺肾阴虚。

西医诊断 慢性扁桃体炎。

治法 培土生金，滋润肺肾。

中药处方 四君子汤合百合固金汤加减。

党参 30g，白术 10g，茯苓 10g，熟地黄 20g，生地黄 20g，白芍 10g，炙甘草 10g，桔梗 10g，玄参 10g，浙贝母 15g，麦冬 15g，百合 15g。

水煎服，每日 1 剂，共 5 剂。

2012 年 5 月 17 日二诊。

刻下症 咽部干燥、灼热感大大缓解，异物感减轻。盗汗减少，睡眠改善，纳佳，二便调。舌质淡红，苔薄白，脉细。检查：咽充血（＋－），双扁桃体Ⅰ度肿大，表面黄白色分泌物减少。

中药处方 前方去浙贝母、玄参。

水煎服，每日 1 剂，再服 5 剂。

患者服药后觉咽部干燥、灼热感消失，异物感大大减轻。纳眠好，二便调。

按语

患者病情迁延日久，邪毒滞留，客于喉核，邪热暗耗阴液，损及肺肾，阴虚喉核失养，虚火上灼喉核故咽喉干燥、灼热、异物感、微痛。手足心热、盗汗、腰膝酸软、睡眠欠佳、舌质干红、苔少微黄、脉细数均为阴虚火旺之象。治以培土生金，滋润肺肾为法，予《太平惠民和剂局方》之四君子汤合《慎斋遗书》之百合固金汤加减。《素问·阴阳类论》有"咽喉干燥，病在土脾"的说法。方中参、苓、术、草补气健脾，促进脾胃运化功能的恢复，使脾胃气机升降得宜，津液精微输布得当，以达到培土生金之效。生、熟地黄滋补肾阴兼养肺阴，生地黄尚可清热凉血，熟地黄并能补血；百合、麦冬滋润养肺阴，玄参滋肾降虚火并能利咽，诸药相伍，滋肾润肺，金水并补；浙贝母、桔梗清肺利咽，化痰散结，白芍养血敛阴，炙甘草除补气健脾外，还可调和诸药。二诊时阴虚火旺之象大有改善，咽喉部症状得到缓解，故原方去清热凉血之浙贝母、玄参，续服以补气健脾，滋润肺肾，巩固疗效。

案例三

李某，女，8 岁，2006 年 12 月 18 日初诊。

主诉　反复咽痛伴异物感半年余。

现病史　咽痛，咽干咽痒，伴有异物感，咳嗽有痰，痰色白，神倦懒言，面色萎黄，不思饮食，多汗，易感冒，小便可，大便烂，无黏液、脓血。舌质暗淡，有瘀点，苔略厚白腻，脉滑。检查：咽充血（+），双侧扁桃体 II～III 度肿大，表面凹凸不平。

中医诊断　乳蛾。

中医证型　肺脾气虚，痰凝血瘀。

西医诊断　慢性扁桃体炎。

治法　健脾益气，化痰利咽，祛瘀散结。

中药处方　六君子汤加减。

党参 10g，白术 6g，茯苓 10g，半夏 5g，陈皮 5g，浙贝母 5g，瓜蒌仁 5g，玄参 6g，桔梗 6g，丹参 6g，桃仁 5g，甘草 3g。

水煎服，每日 1 剂，共 6 剂。

2006 年 12 月 25 日二诊。

刻下症　咽喉少许疼痛，稍咽痒，咳嗽减少，痰色清，食油腻食物后易腹胀，出汗减少，语言增多，面色有泽，小便可，大便可成形。舌质暗淡，有瘀点，苔白微腻，脉滑。检查：咽充血（+-），双侧扁桃体 II 度肿大，表面凹凸不平。

中药处方　前方去玄参，加鸡内金 10g，炒麦芽 10g。

水煎服，每日 1 剂，共 5 剂。

服药后，患儿无咽痛咽痒，稍咳无痰，胃纳可，二便调。续服半个月，后改用与六君子丸交替内服 1 个月，跟踪半年无复发，喉核明显缩小。

按语

本案例中，患儿反复咽痛伴异物感半年余，查体可见双侧扁桃体肿大，相当于现代医学的慢性扁桃体炎，属于中医学"乳蛾"范畴，因其病势缓慢，又称"慢乳蛾"。本病例中，患儿乃稚阴稚阳之躯，易虚易实，治疗不及时或不彻底易导致病情反复，迁延日久伤及脾胃。《太平圣惠方》言"夫咽喉者，为脾胃之候"，咽喉"通于气息，呼吸出入，主肺气之流通""夫咽喉者，生于肺胃之气也"（《普济方·咽喉门》）；"喉咽干燥，病在土脾"（《素问·阴阳类论》），肺上通咽喉，咽喉虽为肺系，但咽喉疾病与脾胃不可分开。肺脾气虚，无力托邪，湿邪阻滞而为病，在五行中肺属金，脾属土，两者生理病理上相互联系、相互影响；"母病及子"，脾气虚则肺气亦虚,"子盗母气",肺病日久脾亦受损。肺气虚,表虚不固,故汗易出,易反复感受外邪;《素问·经脉别论》说:"饮入于胃,游溢精气,上输于脾,脾气散精,上归于肺,通调水道,下输膀胱,水精四布,五经并行。"脾胃运化功能失司,水谷精微失于输布,体内津液积聚而成痰湿之邪,痰湿之邪又反过来阻碍津液的正常输布,使咽失濡润滋养,故咽痒、咽干不适。痰湿之邪阻于喉核与咽关,再加上脾胃升降失宜造成的气机不畅,故有异物梗阻的不适感。水湿内生,湿浊停聚,聚而为痰,久则导致痰瘀互结于咽喉,凝聚喉核使喉核肥大,表面凹凸不平。《素问·阴阳应象大论》中说"清阳出上窍,浊阴出下窍";《素问·玉机真脏论》中说"其不及,则令人九窍不通"。脾胃居于中州,为人体气血阴阳升降之枢纽。脾气主升,胃气主降,脾升则精气方能输布,胃降则糟粕得以下行。咽喉位于人体头面部,都是"空清之窍",其功能的正常发挥,均依赖于人体清阳之气上升而濡养之。脾胃受损,升降功能异常,阻碍清气上升则见神倦懒言,面色萎黄;阻碍浊气下行,则见大便烂。舌质暗淡,有瘀点,苔略厚白腻,脉滑等,均为肺脾气虚,痰凝血瘀之象。张仲景认为"四季脾王不受邪",李东垣曾提出"内伤脾胃,百病由生",明代医家薛己也提出"人以脾胃为本",强调脾为万物之本,人体的正常功能皆取决于脾胃。故治以健脾益气,化痰利咽,祛瘀散结为法,予《医学正传》之六君子汤加减,方中党参健脾补气,白术苦温健脾燥湿助运化,茯苓淡渗利湿健脾,半夏燥湿,合浙贝母、瓜蒌仁行气化痰、软坚散结,陈皮理气化湿、健脾和胃,玄参、桔梗化痰利咽,丹参、桃仁活血祛瘀、软坚散结,甘草调和诸药。诸药合用使脾气健,肺卫固,痰化瘀散,使正气得复。二诊后,患儿咳嗽减少,痰色清,食油腻食物后易腹胀,故去玄参,加鸡内金、炒麦芽健脾和胃,续服以加强补气健脾利咽之功,巩固疗效。

案例四

张某,女,47岁,2005年12月11日初诊。

主诉 咽痛伴咽部不适反复发作半年余。

现病史 患者平素身体虚弱。半年前患咽痛伴发热,自服抗生素与清热解毒利咽之剂后热退,咽痛稍缓,后咽痛反复发作,吞咽时加剧,咽干咽痒,纳差,神疲乏力,面色苍白,四肢冷,多汗,畏寒重,睡眠欠佳,腰酸不适。舌质淡,苔白,脉沉细。

辅助检查 咽充血(+-),双侧扁桃体Ⅰ度肿大,表面白色分泌物。

中医诊断 乳蛾。

中医证型 脾肾亏虚。

西医诊断 慢性扁桃体炎。

治法 健脾益气,引火归原。

中药处方 四君子汤加减。

党参 15g，怀山药 15g，生地黄 10g，熟附子 10g，白术 10g，茯苓 20g，桔梗 10g，桂枝 10g，甘草 6g。

水煎服，每日 1 剂，共 4 剂。

2005 年 12 月 15 日二诊。

刻下症 咽稍痛，咽部不适缓解，纳眠尚可，出汗改善，面色有泽，二便调。舌淡，苔白，脉沉细。

辅助检查 咽充血（+-），双侧扁桃体 Ⅰ 度肿大，表面白色分泌物减少。

中药处方 续服前方。

水煎服，每日 1 剂，共 5 剂。

服药后，患者咽部症状较前明显好转，纳眠好，二便调。

按语

患者病情迁延日久，邪毒滞留，损及脾肾，客于喉核，故见乳蛾。《外科正宗》认为"假如虚火者，色淡微肿……此因思虑过多，中气不足，脾气不能中护，虚火易至上炎"，强调此乃"虚火"，宜补中健脾。患者之"急性扁桃体炎"乃中医"风热乳蛾"，治疗时多采用抗菌消炎和清热解毒之法，但因本案患者素体虚弱，兼见面色苍白，形寒肢冷，神疲乏力，脉沉细等本虚标实之证，而循常规应用抗菌消炎、清热解毒不效反伤正气。患者正气损伤，脾胃功能下降，运化失司，水湿内生，湿浊停聚，阻碍津液输布，故见咽干咽痒；脾主运化水谷精微，脾气受损，故见神疲乏力，纳差；干祖望认为"肺虚则津亏，金充则水至"，脾土为肺金之母，脾气受损，进而影响肺气，卫气失宣，无法顾护，故见多汗；四肢冷、畏寒重、睡眠欠佳、腰酸不适、舌质淡、苔白、脉沉细等皆为肾脏亏损之象。故本案以健脾益气，引火归原为法，辨证施治，阳气虚衰证需在温补元阳的基础上加用温补中焦脾阳的药物，俾先后天相互资生，才能疗效持久。火得覆藏，则元阳充足，不易熄灭。《类经·论治类》曰："以热治热，从其病者，谓之反治。"《黄帝内经》亦曰："治法有逆从，以寒热有假真也。"此时，应予补气扶正，引火归原治之。方中党参、茯苓、白术、甘草乃四君子汤，用其补气健脾，桂枝温经通阳以固卫气，熟附子温其真阳，中温则虚火归原，生地黄、桔梗利咽消肿，全方以热治热，从治之法，亦所谓甘温除热也，故收效甚佳。

案例五

林某，男，53 岁，2018 年 7 月 12 日初诊。

主诉 咽部不适半年余。

现病史 咽干咽痒、灼热刺痛，经久不愈，时轻时重，不发热，兼见手足心热、烦躁、盗汗，面色萎黄，纳呆食少，眠一般，二便调，舌红，少苔，脉细数。

检查：咽部色淡红、黏膜干燥，双扁桃体Ⅰ度肿大，表面未见明显脓点。

中医诊断　乳蛾。

中医证型　肺肾阴虚。

西医诊断　慢性扁桃体炎。

治法　培土生金，滋润肺肾。

中药处方　四君子汤合沙参麦冬汤加减。

党参 30g，白术 10g，茯苓 10g，熟地黄 20g，生地黄 15g，猫爪草 15g，玄参 10g，沙参 15g，麦冬 15g，玉竹 15g，天花粉 20g，白扁豆 10g，炙甘草 10g。

水煎服，每日 1 剂，共 5 剂。

2018 年 7 月 18 日二诊。

刻下症　咽部干痒大大缓解，疼痛明显减轻，盗汗减轻，少许手足心热，无烦躁，面色萎黄，纳眠一般，二便调，舌淡红，少苔，脉细。

辅助检查　咽部色淡红、黏膜少许干燥，双扁桃体Ⅰ度肿大，表面未见明显脓点。

中药处方　前方去猫爪草、玄参。

水煎服，每日 1 剂，再服 5 剂。

随访半年，患者服药后觉咽部干痒、疼痛感消失，盗汗、手足心热症状明显减轻。纳眠好，二便调。

按语

患者病情迁延日久，邪毒滞留，客于喉核，邪热暗耗阴液，损及肺肾，阴虚喉核失养，虚火上灼喉核故咽喉干痒、灼热、刺痛；手足心热、盗汗、烦躁、面色萎黄、纳呆食少、舌红、少苔、脉细数均为阴虚火旺，损及脾胃之象。治以培土生金，滋润肺肾为法，予《太平惠民和剂局方》之四君子汤合《温病条辨》之沙参麦冬汤加减。《素问·阴阳类论》有"喉咽干燥，病在土脾"的说法。方中参、苓、术、草补气健脾，白扁豆健脾胃，促进脾胃运化功能的恢复，使脾胃气机升降得宜，津液精微输布得当，以达到培土生金之效。生、熟地黄滋补肾阴兼养肺阴，生地黄尚可清热凉血，熟地黄并能补血；沙参麦冬汤具有清养肺胃，滋阴生津之功效，主治温热、燥热之邪伤及肺胃阴分证，治法以甘寒清养肺胃，培土生金为主，其中沙参、麦冬、玉竹清润燥热而滋养肺胃阴液；天花粉生津止渴；玄参滋肾降虚火并能利咽，猫爪草解毒散结利咽，诸药相伍，滋肾润肺，金水并补；炙甘草除补气健脾外，还可调和诸药。后二诊时阴虚火旺之象大有改善，咽喉部症状得到缓解，故原方去解毒、化痰散结之猫爪草，清热凉血之玄参，续服以补气健脾，滋润肺肾，巩固疗效。

（朱任良）

第三节　补土理论治疗慢喉瘖

喉瘖是以声音嘶哑为主要临床表现的喉病。临床上喉瘖有急喉瘖及慢喉瘖之分，急性发作者为急喉瘖，其病因多为风邪外袭所致，病程较短；而病程较长，久治不愈者多为慢喉瘖，多见肺肾阴虚、肺脾气虚、痰凝血瘀之证。本章讨论之喉瘖为慢喉瘖。

喉通天气，咽通地气，十二经脉之中，除手厥阴、足太阳之脉外，皆循行通达于咽喉，因此咽喉之生理功能和病理变化，均与五脏六腑有着极为密切的联系。就喉瘖而言，其发生、发展及临床证候表现，多涉及肺、脾、肝、肾等脏腑功能失调，但其中与脾土功能失调关系尤为密切。《灵枢·经脉》《灵枢·经别》等对咽喉与经脉的广泛联系有详尽记载。如足阳明胃经，"其支者，从大迎前下人迎，循咽喉，入缺盆"；足太阴脾经，"上膈挟咽，连舌本，散舌下"。因阴阳升降之枢在脾胃，而阴阳升降之要道在咽喉，因此咽喉须得脾气的输布、滋养，其生理功能才能正常，呼吸和发声得以顺畅清亮；而咽喉生理功能健全，脾胃才能完成其消化吸收、输布之功，故咽喉与脾胃互为表里，生理病理关系密切。

从临床表现看，咽喉的一般慢性病多为干、痒、痛，有相当一部分原因为津液不足，而津液的生成全在于脾胃，因此，咽喉疾病与脾胃密切相关。干祖望认为咽喉干燥，在于脾之运化升清功能失常，津液不升，枉有满腹水湿，不能濡养咽喉。

案例一

林某，女，40 岁，2014 年 4 月 4 日初诊。

主诉　反复咽痛声嘶，异物梗阻感 2 个月余。

现病史　2 个月余前与丈夫吵架后发作咽干咽痛，如有物梗，曾在外院就医，服药 1 个月有余，多为清热解毒、利喉开音之品，亦配合抗生素、雾化剂等，服药后症状缓解不理想。望诊：面色晦暗，神态疲倦、焦虑，烦躁不安，坐立不宁；闻诊：略有口气，语音嘶哑，讲话费力；局部检查：咽部黏膜慢性充血暗红，咽后壁较干燥并可见小血管扩张，双声带充血肥厚；舌质暗淡，舌边齿痕不重，苔白、中部腻，弦滑少力，左关略强，右关略沉。

中医诊断　慢喉瘖。

中医证型　脾虚肝郁，痰浊瘀阻。

西医诊断　慢性喉炎。

治法　健脾疏肝，消肿利喉开音。

中药处方 逍遥散合会厌逐瘀汤加味。

柴胡 10g，白芍 15g，茯苓 15g，炒白术 10g，薄荷 10g，甘草 6g，郁金 10g，枳壳 10g，玄参 15g，桃仁 10g，胖大海 10g。

水煎服，每日 1 剂，共 3 剂。嘱其暂休声，调畅情志，说话尽量软起声。

2014 年 4 月 11 日二诊。

刻下症 患者自觉咽喉部症状好转，讲话费力缓解，睡眠尚可；苔腻减轻显著。

中药处方 前方去薄荷，胖大海改为千层纸 10g，加猫爪草 20g，太子参 10g。

水煎服，每日 1 剂，共 7 剂。

患者服药后症状明显缓解。

按语

本案患者病程 2 个月余，症状为咽痛声嘶，咽异物感，检查可见咽部黏膜慢性充血暗红，双声带充血肥厚，符合中医"喉痹"的诊断。患者为职业用声者，家庭关系紧张，平素经常过度思虑，肝气郁结明显，饮食亦不规律。近期更因情绪不佳，肝木克土，导致饮食更差。"思则气结"导致气机郁滞，脾脏在中焦为气机斡旋之枢纽，脾脏功能受损尤其严重，乃因"思伤脾"之缘故。患者焦虑、烦躁，致肝气郁结，横逆犯脾，令脾胃更虚；脾运失健，聚湿生痰，痰浊阻滞气机，从而影响全身气机；耗损正气，化火伤阴，虚火上灼咽喉致咽痛咽干，痰浊壅阻咽喉，故见咽喉异物梗阻感；舌质暗淡，舌边齿痕不重，苔白、中部腻均为脾虚、痰湿中阻之象；脉弦滑少力，左关略强，右关略沉为肝郁脾虚之象。故予健脾疏肝，消肿利喉开音为法，予《太平惠民和剂局方》之逍遥散加味。方中柴胡疏肝解郁，使肝气得以条达，茯苓健脾利湿为君药；白芍酸苦微寒，养血敛阴，柔肝缓急、炒白术、枳壳行气健脾祛湿，使运化有权、气血有源，为臣药；甘草益气和中，缓肝之急，为佐药；薄荷疏散郁遏之气，透达肝经郁热，桃仁活血祛瘀，胖大海利喉开音，玄参滋阴。全方共奏健脾疏肝，消肿利喉开音之效，7 剂即效，立竿见影；其后加太子参以加强益气养阴健脾之功；更以猫爪草化痰消肿，使后期脾土健旺、肿消音开，巩固疗效。

案例二

李某，女，32 岁，2016 年 2 月 7 日初诊。

主诉 讲话费力、声音沉闷已 3 个月，讲课高音费力，不能持久。

现病史 3 个月前因感冒咳嗽诱发声嘶，后咳嗽消失，声嘶持续，声音不扬，讲话不能持久，劳累后加重，睡眠欠佳。望诊：面色萎黄、精神疲倦；闻诊：少气懒言。舌淡胖有齿痕，苔白，脉细。

辅助检查 间接喉镜见声带黏膜色淡白，声带松弛无力，边缘光滑，声门关闭不全。

中医诊断 慢喉瘖。

中医证型 肺脾气虚。

西医诊断 慢性喉炎。

治法 补脾益肺，利喉开音。

中药处方 补中益气汤加减。

北芪 15g，党参 30g，茯神 20g，白术 10g，升麻 10g，柴胡 10g，当归 10g，诃子 10g，熟地黄 10g，玄参 15g，蝉蜕 5g，酸枣仁 10g，木香 10g（后下）。

水煎服，每日 1 剂，共 7 剂。

2016 年 2 月 14 日二诊。

刻下症 自觉全身及咽喉部症状均好转，乏力缓解，讲话费力缓解，睡眠好转。

中药处方 继续守上方，北芪加到 30g。

水煎服，每日 1 剂，共 7 剂。

患者服药后症状明显缓解。按此治则守方调理 4 周后，患者讲话费力明显缓解，音量提高。

按语

慢性喉炎属祖国医学"慢喉瘖"范畴，其发病主要与急性喉炎反复发作迁延，多用嗓或用嗓不当及发声方法不当有密切关系，该病变以声带闭合差为主。中医认为"喉瘖"属清窍，最畏火灼痰滞，有赖气津充养。慢喉瘖病理以乏气少津为主，常夹虚火。方中北芪、党参益气生津，培土生金；茯神、白术健脾祛湿安神，酸枣仁、玄参、当归、熟地黄养血滋阴安神，又可达金水相生的目的；升麻、柴胡、木香理气升清，引经达病所，诃子、蝉蜕敛肺利喉开音。全方共奏补脾益肺、利喉开音之效。

案例三

胡某，女，20 岁，2015 年 10 月 8 日初诊。

主诉 反复痰黏不适、声音低沉、讲话费力 1 年余。

现病史 患者平素怕冷，易感冒。1 年多以前患者在学校实习讲课过程中，说话过多，声音过大，致讲话不适，后又因感冒受凉而症状加重。症见痰多黏稠难出，有时有异物感，有清嗓音，进食有哽噎感，说话音量低，嘈杂环境讲话费力明显。乏力时腹胀嗳气，容易感冒。舌淡红，舌白腻，脉滑。

辅助检查 咽稍充血，双声带充血不明显，声带松弛，闭合欠佳，可见三角形裂隙。

中医诊断 慢喉瘖。

中医证型 脾虚痰浊中阻。

西医诊断 慢性喉炎。

治法　健脾化痰祛湿，利喉开音。

中药处方　香砂六君子汤合乌贝散加减。

党参 20g，白术 10g，茯苓 15g，白扁豆 15g，木香（后下）10g，姜厚朴 10g，法半夏 10g，浙贝母 15g，海螵蛸 15g，千层纸 15g，桔梗 10g，甘草 5g。

水煎服，每日 1 剂，共 7 剂。

2015 年 10 月 15 日二诊。

刻下症　乏力好转，腹胀减轻，讲话费力缓解。检查声门闭合较前改善。舌淡，苔薄白，脉滑。全身症状缓解，咽喉症状缓解慢。

中药处方　党参 30g，白术 10g，茯苓 15g，北黄芪 10g，木香（后下）10g，姜厚朴 10g，法半夏 10g，浙贝母 15g，海螵蛸 15g，千层纸 15g，桔梗 10g，甘草 5g。

水煎服，每日 1 剂，共 7 剂。

2015 年 10 月 23 日三诊。

刻下症　痰明显减少，清嗓音基本消失，噎食感所存极微。舌淡，苔薄白，脉平。

辅助检查　声门闭合明显缓解，仅存一缝隙。

中药处方　守上方，加大北黄芪用量。

党参 30g，白术 10g，茯苓 15g，北黄芪 30g，木香（后下）10g，姜厚朴 10g，法半夏 10g，浙贝母 15g，海螵蛸 15g，千层纸 15g，桔梗 10g，甘草 5g。

水煎服，每日 1 剂，共 7 剂。

按语

本案患者除有慢性喉炎外，且怕冷，易感冒，这是肺卫虚弱之故。所谓"正气存内，邪不可干"。故初诊以香砂六君子汤加味治疗，除四君子参、术、苓、草外，又以木香健脾行气化湿，法半夏、千层纸、桔梗化痰利喉开音；浙贝母、海螵蛸化痰祛湿制酸。所谓脾胃为生痰之源，肺为贮痰之器。二诊时虽咽部症状改善不太明显，但其余浮邪已部分散失，加北黄芪增强益肺健脾之功。三诊时痰邪已消失殆尽，患者全身及局部症状均改善，效不更方。所谓脾主肌肉，声带肌弱，故需加强健脾益气之功，故加大北黄芪用量，患者疗效显著。

案例四

张某，女，59 岁，2016 年 2 月 11 日初诊。

主诉　反复讲话费力、声音低沉 4 月余。

现病史　患者为职业用声者，平素身体虚弱。4 个多月前患者感冒后出现讲话费力、声音低沉，音域狭窄，怕冷，易感冒，睡眠欠佳，腰酸不适。望诊：面色黄，乏力；闻诊：语音嘶哑沉闷、无力；舌质淡，苔白，脉沉细，右尺略沉。

辅助检查 咽部黏膜充血轻，双声带淡红，发"yi"时声门闭合不全，可见细缝。

中医诊断 慢喉瘖。

中医证型 脾肾亏虚。

西医诊断 慢性喉炎。

治法 健脾补肾，利喉开音。

中药处方 补中益气汤合百合固金汤加减。

陈皮 10g，生地黄 10g，茯苓 15g，党参 30g，白术 10g，浙贝母 15g，枳实 10g，熟地黄 10g，蝉蜕 5g，桔梗 10g，黄芪 10g，柴胡 10g，玄参 15g。

水煎服，每日 1 剂，共 7 剂。

2016 年 2 月 18 日二诊。

刻下症 患者诸症减轻，疗效较佳。

中药处方 效不更方，并加大黄芪用量至 20g。

水煎服，每日 1 剂，共 7 剂。

按语

本案中患者病程 4 个月，症状为讲话费力、声音低沉，检查可见咽部黏膜充血轻，双声带淡红，符合中医"喉瘖"的诊断。患者为职业用声者，素体虚弱，脾为后天之本，脾主肌肉，脾虚声带肌肉软弱无力，故声门关闭不全；肾为先天之本，正如干祖望教授所言"音域属足太阴，测宽狭以量脾之充盈；音色属足少阴，察润枯以测肾之盛衰"，故患者音色低沉无力，音域狭窄。脾虚生化气血无力，故神无以养，睡眠欠佳；肾精不足，故腰酸不适；舌质淡，苔白，脉沉细，右尺略沉，均为脾肾不足之象。故予健脾补肾，利喉开音为法。方中党参、黄芪、熟地黄、生地黄健脾补肾为君药；陈皮、茯苓、枳实、浙贝母行气健脾祛湿，使运化有权，为臣药；蝉蜕、桔梗、玄参、柴胡利喉开音，引药循经上行。全方共奏健脾补肾，利喉开音之效，7 剂即效，立竿见影。

案例五

郑某，男，58 岁，1990 年 5 月 14 日初诊。

主诉 声嘶近半年。

现病史 近半年声音嘶哑，多言则咽干不适，讲话费力、声嘶加重。伴睡眠欠佳，纳一般，大便畅。舌淡嫩有齿痕，苔黄腻，脉缓滑。

辅助检查 左声带前中 1/3 处有透明息肉，如绿豆大小。

中医诊断 慢喉瘖。

中医证型 脾虚痰湿凝聚。

西医诊断 慢性喉炎；声带息肉（左）。

治法 健脾渗湿，祛痰散结。

中药处方 四君子汤加化痰祛湿散结药。

党参 15g，白术 10g，茯苓 10g，夏枯草 10g，藿香（后下）10g，桃仁 10g，诃子 10g，浙贝母 12g，生薏苡仁 30g，生牡蛎 30g，黄芩 10g，炙甘草 5g。

水煎服，每日 1 剂，共 6 剂。

因治疗有效，患者自行续服 40 剂而声嘶痊愈。

1990 年 8 月 9 日患者诸症明显减轻。检查见声带息肉消失。

（本案摘引自佘靖主编的《中国现代百名中医临床家丛书-谭敬书》）

按语

该患者声带息肉透明为水肿型息肉，水湿多责之于脾，舌淡嫩有齿痕，苔黄腻，脉缓滑为脾气不足，兼痰湿之象，故用四君子汤加生薏苡仁健脾祛湿而治本；夏枯草、生牡蛎、浙贝母软坚散结以治其标；久病入络，故用桃仁活血通络；苔黄腻故用黄芩、藿香清热化湿；诃子敛肺开音。标本兼治，故久服之效良。

（李　华）

第四节　补土理论治疗鼻咽癌

鼻咽癌是指发生于鼻咽部的恶性肿瘤，以鼻塞、涕血、耳鸣、耳堵塞感、头痛、颈部淋巴结肿大等为主要特征。由于鼻咽位置较深，若不借助于鼻咽镜或鼻内镜检查器械，则无法发现鼻咽病变；加之鼻咽癌可向颈、鼻、耳、咽及颅内等部位侵犯而表现出症状差异较大的症候群。在中医古文献中没有鼻咽癌之病名，但类似鼻咽癌症状的描述散见于失荣、上石疽、瘰疬、恶核、石痈、真头痛、控脑砂、鼻衄、脱荣等病证中。

从病因病机上讲，中医认为，癌瘤的发生不外七情内伤、六淫外侵。外邪一旦侵入机体，客于经络，留滞不去，可由表及里，由外入内，不但营卫不和，且可直接影响脏腑功能。《灵枢》云："四时八风之客于经络之中，为瘤病者也。"然而祖国医学在肿瘤的认识中更重视内因。《灵枢》云："夫百病之始生也，皆生于风雨寒暑……风雨寒热，不得虚，邪不能独伤人。"《素问》亦有"邪之所凑，其气必虚"之说。正气不足是癌症发生的内在原因。事实上，正气不足贯穿于恶性肿瘤的始终，当六淫七情侵袭机体，浊邪停聚时，若机体正气来复，能祛邪外出，则癌毒不得产生，或即使产生，也能及时清除，使瘤邪消散于无形。若正气亏虚，阴阳失调，不能及时祛邪外出，致使浊邪长期停滞于体内，酿生癌毒，致生癌肿。诚如明代李中梓著《医宗必读》所言："积之成也，正气不足而后邪气踞之。"清代余听鸿《外证医案汇编》亦曰："正气虚则成癌。"然而癌瘤者，非阴阳正气所结，乃五脏瘀血浊气痰滞而成，痰浊血瘀是构成癌肿瘤毒形成的主要环节，气血凝结也是鼻咽癌发生发展中重要的一种标实。

这些论述说明，鼻咽癌病变特点多为本虚标实，早期多属实证，晚期多属虚证，病程较长。本病多采用中西医结合治疗，放疗或化疗虽然可以大量地杀灭癌细胞，但在这一过程中，也削伐了机体的气血津液，影响脏腑的功能，使全身和局部抵御外邪之能力下降而出现不良反应。因此，临床上配合中医辨证治疗，可以调整机体的阴阳气血、经络和脏腑的生理功能，减轻各种不良反应，巩固疗效，更好地预防鼻咽癌的复发和转移。

对鼻咽癌的治疗原则是，早期主张以攻邪为主，抗癌抑瘤，以行气活血、软坚散结为法，并针对鼻塞、头痛、涕血等兼症随症加减；在放化疗过程中，火毒外攻，脾胃损伤，且渐至气阴两虚，渐渐出现纳差、恶心呕吐、口干、咽痛等症状，中药上一方面用活血之法以增强放化疗敏感性，另一方面健脾和胃，益气养阴，培元扶正，防治放化疗不良反应及增强体质，使患者能够坚持完成整个放化疗疗程；放化疗后，气阴两虚，以扶正为主，提高患者的生存质量，进一步增强患者的免疫力，达到"正气存内，邪不可干"，此为鼻咽癌整个治疗过程。第三个阶段的治疗可延续较长一段时间，对帮助患者减轻放化疗的毒副作用，改善症状和减少并发症的出现有很好的帮助。据不同病情，标本兼治，在不同的治疗阶段，巧妙地进行攻防转换，将攻邪与扶正有机地结合在一起，收效满意。因此，在鼻咽癌整个治疗过程中，在不同的治疗阶段，用中医药配合放化疗，扶正抑瘤、增强放化疗敏感性、减低放化疗毒性，在改善患者生存质量上起着重要作用。

临床上按未放化疗患者和放化疗患者两类进行辨证治疗。前者辨证多见气血凝结、痰浊结聚、火毒困结、正虚毒滞；后者辨证多见肺胃阴虚、阴血亏损、脾胃失调、肾精亏损。

案例一

徐某，男，44 岁，2012 年 11 月 26 日初诊。

主诉 涕带血丝 3 个月余，发现左颈部肿物渐大 20 天。

现病史 3 个多月前患者始出现晨起涕中带血，伴鼻塞，时耳鸣、头痛。患者未予重视，未及时治疗。后患者自觉鼻塞症状逐渐加重，并渐出现左耳胀闷感，并于 11 月 6 日偶然发现左颈部可触及肿块，且肿物逐渐增大，遂来求诊。既往精神分裂症病史。患者神清，精神尚可，无恶寒发热，鼻塞，晨起涕中带血，左颈部可触及肿物、质硬、表面粗糙，伴左耳胀闷感，耳鸣，时头痛。少许口干口苦，纳眠一般，二便尚调。检查：左侧咽隐窝消失，左侧鼻咽顶后壁可见菜花样肿物生长，表面粗糙，见血迹附着，左侧颈前区可及一大小约为 3cm×3cm 的肿大淋巴结，质硬，边界不清，活动度差。舌暗红，苔黄腻，脉弦滑。

辅助检查 纤维鼻咽喉镜检查考虑为鼻咽癌（NPC）。并予肿物活检，结果示：鼻咽未分化型非角化性癌。鼻咽及颈部 MRI 示：左侧鼻咽癌，累及右侧，左侧咽旁间隙、左侧翼腭窝、左侧海绵窦受累，伴左侧咽旁间隙、双侧颈部淋巴结转移，颅底骨折破坏，发射计算机断层显像（ECT）检查未见骨转移。确定为鼻咽癌（T4N2M0）。

中医诊断 颃颡岩。

中医证型 气血凝结。

西医诊断 鼻咽癌（Ⅳ期 T4N2M0）。

治法 行气活血，软坚散结。

中药处方 丹栀逍遥散加味。

白术 15g，柴胡 10g，云苓 20g，皂角刺 15g，牡丹皮 15g，山栀 10g，白芍 10g，全蝎 10g，蜈蚣 2 条，白花蛇舌草 15g，仙鹤草 15g。

水煎服，每日 1 剂，共 7 剂。

2012 年 12 月 3 日二诊。

刻下症 患者自觉头痛、鼻塞减轻，流涕减少，涕血减轻，精神好转，舌暗红，苔较前变薄，但耳鸣及头痛仍为主要症状。

中药处方 白术 15g，柴胡 10g，玄参 15g，皂角刺 15g，牡丹皮 15g，白芍 10g，全蝎 10g，蜈蚣 2 条，白花蛇舌草 15g，仙鹤草 15g，白芷 10g，川芎 10g。

水煎服，每日 1 剂，共 7 剂。

2012 年 12 月 24 日三诊。

刻下症 患者诉服上药 7 剂后，头痛、鼻塞减轻，流涕减少，涕血减轻，精神好转，舌暗红，苔较前变薄，但耳鸣及头痛仍为主症，酌加通窍活血止痛之品。且现代药理也证明川芎等活血化瘀中药有放疗增敏效果，故守原方。

中药处方 白术 15g，柴胡 10g，玄参 15g，皂角刺 15g，牡丹皮 15g，白芍 10g，全蝎 10g，蜈蚣 2 条，白花蛇舌草 15g，仙鹤草 15g，白芷 10g，川芎 10g。

水煎服，每日 1 剂，共 14 剂。

2013 年 1 月 7 日四诊（患者行放疗中，已行放疗 10 次）。

刻下症 服上药 10 余剂后患者胃纳好转，恶心呕吐症状明显改善，但其口干、咽痛日渐明显，舌暗红较前好转，苔较前减少，检查见口腔少许散在溃疡，颈部放射线照射区域皮肤少许红斑。患者受放疗火毒外攻，伤阴日渐明显，火热上炎口腔，故见口腔溃疡，放射线热毒作用于局部皮肤，故见皮肤干燥，充血。

中医证型 火毒外攻，气阴两虚。

治法 益气养阴扶正兼以行气散结消癥。

中药处方 白术 15g，柴胡 10g，玄参 15g，皂角刺 15g，牡丹皮 15g，白花蛇舌草 15g，白芷 10g，川芎 10g，竹茹 10g，白扁豆 15g，旱莲草 15g，生地黄 15g，太子参 20g。

水煎服，每日 1 剂，共 7 剂。

2013 年 2 月 5 日五诊（患者放疗结束）。

刻下症 现患者口干咽燥，口渴喜饮，口烂疼痛，胃纳欠佳，大便秘结，小便尚调，舌红而干，无苔，脉细弦。检查见鼻咽部干痂附着，鼻腔干燥少津，口腔及咽后壁溃烂，并见白膜附着。此为放疗后肺胃阴虚之表现，放疗火毒灼烁阴液，津液亏少。治疗上予清肺养胃，润燥生津，方用沙参麦冬汤合增液汤加减，佐以牛蒡子利咽止痛之品，且放疗后，癌毒已除大半而气阴大伤，此时应以扶正培元为主。

中药处方 北沙参 15g，麦冬 15g，白扁豆 15g，玉竹 10g，天花粉 15g，桑叶 10g，生甘草 3g，玄参 15g，生地黄 15g，怀山药 15g，太子参 20g，牛蒡子 10g。

水煎服，每日 1 剂，共 7 剂。

按语

"鼻咽癌"属本虚标实之证，早期多属实证，晚期多属虚证，病程较长。在治疗中，或攻补兼施，或先攻后补，或先补后攻，临床上应灵活施用。本案患者发病初期辨证为气血凝结，选方为丹栀逍遥散。

丹栀逍遥散出自《内科摘要》，具有行气活血、解郁散结的功效，由牡丹皮、栀子、当归、芍药、茯苓、白术、柴胡、甘草组成。陈实功曰："失荣者，先得后失，始富终贫，亦有虽居富贵，其心或因六欲不遂，损伤中气，郁火相凝，隧痰失道，停结而成。"《灵枢·经脉》中云："肝足厥阴之脉……属肝，络胆，上贯膈，布胁肋，循喉咙之后，上入颃颡，连目系，上出额，与督脉会于巅。"故鼻咽癌可由肝气郁结、情志不遂发展而来，治疗此型鼻咽癌可疏肝解郁，行气活血散结，故初诊以丹栀逍遥散为主方。因当归甘辛苦温，补血和血为主，偏于温燥，而患者涕血，且尚未见气血大伤之迹，故去之。方中以柴胡入肝胆以引诸药归于肝经，并能疏泄肝胆之气，使肝气得以条达为君药；白芍酸苦微寒，养血敛阴，柔肝缓急，白术、云苓健脾益气，既能实土以御木侮，又使营血生化有源，共为佐药，祛邪而不伤正；患者舌苔黄腻，涕中带血，加牡丹皮以清血中之浮火，山栀善清肝热，并导热下行，诸药合用，主治肝气郁滞、气血凝结之证。医者以本方加减治疗鼻咽癌，只要辨证准确，药证相符，每获良效。

随着放疗的不断进行，患者气阴耗伤，随症去方中苦寒之品，酌加健脾和胃、益气养阴之药，防治放化疗不良反应，助患者顺利完成全程治疗方案，并酌加活血通络之品以增强放疗敏感性，诸药同用，随症加减，共筑抗癌抑瘤之功。

放疗结束后，患者癌毒已除大半，而气阴大伤，口干咽燥，口渴喜饮，鼻干少津，口烂疼痛，大便秘结，表现为肺胃阴虚之证，方用沙参麦冬汤合增液汤加减。

沙参麦冬汤出自《温病条辨》，具有甘寒生津、清养肺胃的功效，由北沙参、玉竹、麦冬、天花粉、白扁豆、桑叶、生甘草组成；增液汤亦出自《温病条辨》，具有增液润燥之功，由玄参、麦冬、生地黄组成。二方合用，清肺养胃，润燥生津。北沙参入肺胃二经，功能养阴润肺，益胃生津。麦冬主治心腹结气，伤中伤饱，胃络脉绝，羸瘦短气，亦系能补能润能通之品，故以为之佐；玉竹亦归肺胃二经，与麦冬为伍，共奏养阴润燥，生津止渴之功。天花粉、桑叶清肺润燥，化痰散结；白扁豆和中化湿，配合生甘草以补脾益气，生甘草尤能清热解毒，并调和诸药。生地黄主寒热积聚，逐血痹，取其补而不腻，兼能走络也；玄参清热凉血解毒，兼能滋阴，以补药之体作泻药之用，既可攻实，又可防虚。诸药合用，主治肺胃阴虚之证。从而克制患者放疗后不良反应，改善其生存质量。

案例二

冯某，女，34 岁，1963 年 11 月 22 日初诊。

主诉　"鼻咽癌"放疗后 5 年，头痛伴吞咽困难 2 年。

现病史　患者于 1958 年 6 月间始感右鼻阻塞，分泌黏液带血，且有腥气，继则右颈部淋巴结肿大，伴有耳鸣。经某医院检查，诊断为"鼻咽淋巴上皮癌"，用深度 X 线及钴-60 放疗，症状有所改善。1961 年 11 月，发现右鼻咽中部有一米粒大肿物，但无病感，又至某医院进行"活组织病理切片"检验，证实为"鼻咽未分化癌"，即用钴-60 治疗 40 次，共 80Gy。就诊时患者左侧头痛波及后脑，两耳鸣响，有时面部烘热汗出，伴有畏寒，半流质食物难以吞咽，大便干结如栗，每日 3 次。失眠已达 10 年。鼻中隔稍偏左，无分泌物，嗅觉存在；咽部干燥无津液，左侧咽鼓管上部有一物隆起，其周围有瘢痕形成，咽鼓管前下有黏膜浸润现象，但未见明显肿瘤病变。左颈部淋巴结未触及。左脉细弱无力，右脉细弦；舌干剥无津，面色㿠白乏华，精神萎靡不振。

中医诊断　颃颡岩。

中医证型　肝阴不足，虚阳上浮，胃肠失调。

西医诊断　鼻咽癌放疗后。

治法　柔肝益阴，平阳复液。

中药处方　生白芍 6g，白蒺藜 9g，嫩钩尖 9g，珠儿参 9g，川石斛 9g，肥玉竹 9g，天冬、麦冬各 6g，桑椹子 9g，制首乌 12g，土炒白术 4.5g，野蔷薇花 3g。

水煎服，每日 1 剂，共 5 剂。

1963 年 11 月 29 日二诊。

刻下症　头痛轻减，大便干结转润而畅行；唯近几天来，左鼻出血两次，血量不多，食欲未增，睡眠欠佳。

中药处方　既获效机，再进前法，上方加蚕豆花 4.5g。

生白芍 6g，白蒺藜 9g，嫩钩尖 9g，珠儿参 9g，川石斛 9g，肥玉竹 9g，天冬、麦冬各 6g，桑椹子 9g，制首乌 12g，土炒白术 4.5g，野蔷薇花 3g，蚕豆花 4.5g。

水煎服，每日 1 剂，共 60 剂。

1964年2月7日三诊。

刻下症 前方连续服用2个月（每日1剂），精神日渐振作，面色亦转润泽，烘热汗出均有减轻，食量较前增多，但感乏味，有时头昏脑涨，夜寐不稳。再宗原义增损。

中药处方 生白芍6g，嫩钩尖6g，稆豆壳9g，珠儿参9g，川石斛9g，天冬、麦冬各6g，制首乌12g，肥玉竹6g，桑椹子9g，熟女贞9g，春砂花3g，野蔷薇花3g，土炒白术4.5g。

水煎服，每日1剂，共6剂。

1964年3月2日四诊。

刻下症 感冒2天，微有咳嗽，痰黏难咳，喉核（扁桃体）隐红，吞咽时咽喉有刺痛感。

中医证型 时邪客肺，痰热内阻。

治法 开泄肃肺，清化痰热。

中药处方 嫩前胡4.5g，白桔梗6g，生甘草2.5g，光杏仁9g，熟牛子6g，嫩射干3g，冬桑叶9g，福橘络3g，京玄参4.5g，瓜蒌皮、天花粉各9g。

水煎服，每日1剂，共3剂。

1964年4月3日五诊。

刻下症 药后咳平痰少，咽病亦差，而宿恙未已，仍从2月7日方续服20剂。夜间渐能酣睡，他症随之递减，舌干剥转润而少津；仅停药1周，大便又复干结难解，脉细弦带数，乃阴液未复之故，再予柔肝养心，益阴生津。

中药处方 生白芍6g，稆豆壳9g，珠儿参9g，川石斛9g，天冬、麦冬各6g，制首乌12g，肥玉竹6g，桑椹子9g，熟女贞9g，天花粉9g，野蔷薇花3g，土炒白术4.5g，夜交藤9g。

水煎服，每日1剂，共6剂。

此后病情渐趋稳定，食欲转香，大便恢复正常；尚不能耐劳，有时咽喉干燥。脉细缓，舌苔薄润。拟以益阴悦脾法，做长期调理。

中药处方 南沙参9g，珠儿参9g，制首乌9g，制黄精9g，生白芍9g，稆豆壳9g，麸炒枳壳4.5g，炙远志4.5g。

（本案摘引自上海中医研究所主编的《张赞臣临床经验选编》）

按语

本例患者经用钴-60放疗后，"鼻咽未分化癌"渐得控制。然而症见长期失眠、头痛、耳鸣、吞咽困难、便秘、舌干剥无津等，此肝胃阴津耗伤，心神不宁所致，治以安心神、柔肝益胃阴为主，药用生白芍、白蒺藜、稆豆壳、制首乌、桑椹子以柔肝益胃阴，珠儿参、川石斛、肥玉竹、天冬、麦冬等以甘寒而养阴生津液。"鼻咽癌"使患者多年接受放疗，放疗后的不良反应需引起医生的重视，及早针对性干预，尽可能减轻患者痛苦，提高其生活质量。该患者放疗后出现的难以吞咽、大便硬结、口舌干燥、面色㿠白乏华均为脾胃气阴两虚、功能失调之表现。因为放疗后脾胃正气受损，无以运化水谷精微，后天气阴不能充养，故治疗当以健脾益胃、柔肝养阴、补土以达到补四脏、扶助正气之目的。脾胃为后天之本，脾胃功能恢复，正气得以充养，有利于恢复体力，早日康复，这正是补土理论在患者鼻咽癌放化疗中的应用体现。

患者于 3 月 2 日来诊时，出于外感时邪，症见咳嗽、痰黏、咽痛等，治当舍本逐末，故清热化痰肃肺先治其标。服药 3 剂后，热清痰化，而宿恙未瘳，仍守前法以柔肝养心，益阴生津治其本。症情日见转佳，最后以甘平益阴之剂做长期调理而收功。经 1 年多随访观察，患者身无所苦，体重增加。

（王　露）

参 考 文 献

陈国丰，徐轩，干千. 1999. 干祖望耳鼻喉科医案选粹[M]. 北京：人民卫生出版社.

陈小宁，严道南. 2020. 国医大师干祖望耳鼻喉科临证精粹[M]. 北京：人民卫生出版社：111-112.

程国彭. 2006. 医学心悟[M]. 田代华整理. 北京：人民卫生出版社：202-203.

党琳，秦松林，晁旭. 2019. 从脾阴虚辨治干燥综合征[J]. 山东中医杂志，38（3）：225-228.

邓丽慧. 2015. 用方剂计量学方法分析古今医家安胎用药特征[D]. 乌鲁木齐：新疆医科大学.

杜晓轲，陈文勇，李云英. 2017. 基于方证信息采集探索李云英教授治疗慢性咽炎经验的研究[J].
　　西部中医药，30（6）：50-51.

付清玲，史剑波. 2018. 我国慢性鼻-鼻窦炎的流行病学特征及其伴随疾病和危险因素解析[J]. 临
　　床耳鼻咽喉头颈外科杂志，32（5）：321-324.

干祖望. 1999. 干氏耳鼻咽喉口腔科学[M]. 南京：江苏科学技术出版社，200.

干祖望. 2000. 干祖望经验集[M]. 北京：人民卫生出版社.

韩东. 2017. 张仲景——医圣的千古美谈[J]. 益寿宝典，（21）：58-59.

何炎燊. 1998. 双乐室医集[M]. 刘石坚，马凤彬整理. 广州：广东高等教育出版社：184.

胡久略，赵娟. 2006. 干祖望教授从脾胃论治耳鼻喉科疾病[J]. 河南中医，26（10）：16.

黄俭仪. 2009. 干祖望运用"补脾法"治疗慢性咽炎的临床体会[A]. 中华中医药学会，浙江中医
　　药学会. 2009 年全国中医耳鼻喉学术传承与研究学术研讨会论文集，杭州：248-250.

黄露. 2015. 高血压病中医证治规律的文献研究[D]. 长沙：湖南中医药大学.

黄选兆，汪吉宝，孔维佳. 2008. 实用耳鼻咽喉头颈外科学[M]. 第 2 版. 北京：人民卫生出版社：151.

康玉华，屈杰，王宝家. 2015. 薛己《内科摘要》脾胃病思想探析[J]. 亚太传统医药，11（17）：
　　70-71.

孔喆，李云英. 2011. 浅论当代中医耳科学中的伤寒学派六经辨证思想[J]. 中华中医药杂志，26
　　（9）：2160-2161.

李宪梅. 2003. 耳鼻咽喉常见病防护与治疗·中国当代医疗百科专家专著（一）[M]. 北京：中
　　医古籍出版社：93.

李云英. 2005. 中西医结合治疗耳鼻咽喉科常见病[M]. 广州：广东人民出版社：222，226.

林芳菲，杨宇峰，石岩. 2016. 叶桂胃阴学说治疗消中学术思想探析[J]. 辽宁中医药大学学报，
　　18（6）：68-70.

刘春松. 2015. 王士贞教授运用"补脾法"治疗虚寒型鼻衄的经验[J]. 广西中医药，38（4）：
　　43-44.

刘大新. 2010. 喉痹（虚证）与脾胃的关系[J]. 中国临床医生杂志，38（12）：8-10.

刘东震，邓红园，张晓莹. 2012. 补土法治疗鼻窒 1 例及文献回顾[J]. 中医眼耳鼻喉杂志，2（3）：
　　154-155.

刘淑彦，张拴成，潘永梅等. 2007. "读经典，学名著"大型读书活动辅导试题答案[J]. 河北中
　　医，（3）：188-191.

刘永祥. 1999. 浅谈中医免疫学[J]. 中国中西医结合耳鼻咽喉科杂志, 1：51.

罗秋兰, 李云英, 夏纪严. 2011. 浅谈运用《脾胃论》防治鼻疾的体会[J]. 新中医, 43（5）：146-147.

马晓峰. 2008. 中医体质学术发展史及中西医学体质学说比较研究[D]. 北京：北京中医药大学.

马亦苑. 2017. 陈天然治疗慢性鼻炎经验[J]. 湖南中医杂志, 33（10）：43, 80.

梅国胜. 2004. 补中益气汤临床应用举隅[J]. 贵阳中医学院学报, 26（4）：44-45.

齐玮. 2013. 变应性鼻炎发病相关因素及中医临床证型分布调查[J]. 中国医药导报, 10（31）：125-128.

邱宝珊, 王士贞, 钟艳萍, 等. 2004. 变应性鼻炎证型与临床特点的相关性研究[J]. 中医杂志, （5）：373-375, 5.

仇惠莺. 2007. 浅析张锡纯咽喉病论治特色[J]. 陕西中医, 28（4）：508.

任一军, 赵白玉. 1994. 耳鼻咽喉疾病从脾胃论治——干祖望学术思想介绍[J]. 中医药研究, （1）：5-6.

上海中医研究所. 2005. 张赞臣临床经验选编[M]. 北京：人民卫生出版社：47-50.

佘靖. 2007. 中国现代百名中医临床家丛书-谭敬书[M]. 北京：中国中医药出版社：129-130.

宋卫军, 李湘, 谢强. 2012. 变应性鼻炎300例中医辨证分析[J]. 中国社区医师·医学专业, 14（8）：219.

王德鉴. 1985. 中医耳鼻喉科学[M]. 上海：上海科学技术出版社：29.

王德鉴. 1994. 中医耳鼻咽喉口腔科学[M]. 北京：人民卫生出版社：535.

王东方, 干千, 干祖望. 1997. 慢性咽炎咽干症候探析[J]. 辽宁中医杂志, （7）：19-20.

王淩霞. 2008. 名医的历史[D]. 哈尔滨：黑龙江中医药大学.

王士贞. 2017. 中医耳鼻咽喉科学·耳鸣耳聋[M]. 北京：中国中医药出版社.

危北海. 2006. 有关脾胃学说的理论探讨及临床诊治经验[J]. 中医药学刊, （7）：1189-1194.

吴秦川. 2013. 补中益气汤治疗慢性鼻炎83例[J]. 陕西中医, 34（10）：1365-1366.

谢卫旭. 2001. 参苓白术散加味治疗小儿鼻窒80例[J]. 河南中医, （2）：56.

辛华. 2018. 基于人类全基因表达谱探讨肾精亏虚证"异病同证"的分子机制[D]. 沈阳：辽宁中医药大学.

熊大经. 2001. 实用中医耳鼻咽喉口齿科学[M]. 上海. 上海科学技术出版社.

熊大经. 2008. 中医耳鼻咽喉科学[M]. 上海：上海科学技术出版社：147.

徐春浦. 1991. 古今医统大全[M]. 崔仲平, 王耀廷主校. 北京：人民卫生出版社.

杨星哲. 2013. 叶天士胃阴学说与脾胃分治思想初探[J]. 四川中医, 31（3）：19-21.

俞无名, 干千. 2001. 中国百年百名中医临床家丛书 干祖望[M]. 北京：中国中医药出版社：129-134.

张晶滢, 郑宜南. 2010. 夏仲方医案[M]. 上海：上海科学技术出版社：57-58.

张年顺. 2006. 李东垣医学全书[M]. 北京：中国中医药出版社.

张振乔. 2002. 健脾止血法治疗小儿鼻衄120例[J]. 河北中医, （6）：426.

周小军. 2014. 王士贞教授治疗鼻衄经验介绍[J]. 世界中医药, 9（2）：204-206.

HASTAN D, FOKKENS W J, BACHERT C, et al. 2011. Chronic rhinosinusitis in European underestimated disease. A GALEN study[J]. Allergy, 66：1216-1233.